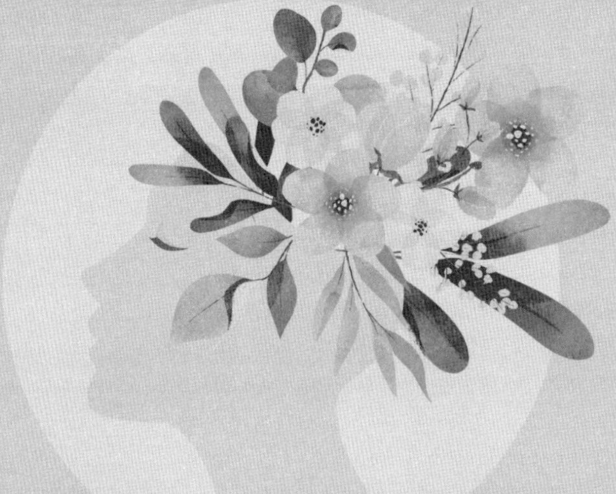

柔性塑造

Anchored

How to Befriend Your Nervous System Using Polyvagal Theory

用多重迷走神經，與創傷、焦慮和解

黛比・黛娜 Deb Dana 著

前言

史蒂芬・波格斯博士的自述

閱讀這本書時，我認為黛比・黛娜做出了一個重大的貢獻，她做出了有力的隱喻來說明神經系統如何為社會行為提供神經平台，並在得到共同調節的好處上調節其來源。在這本書中，黛比藉由深植於多重迷走神經理論複雜的神經生理學架構，將其轉譯成簡易的語言來分享她智慧而有見地的天賦。在她將文字與想像，以及想像與身體感受連結起來上，她的天賦超越了說明技巧，並有效地讓讀者有意識去察覺身體感受。透過這種方式，黛比告訴了讀者該如何安全讓意識回歸身體的技巧。

黛比巧妙而有效地從多重迷走神經的角度帶領讀者進行神經元結構練習，使其神經系統更能有效地支持自我平衡，進而得到幸福、成長及復原。她簡略說明了神經元練習可以提供調控威脅的資源，並能產生自發的社會參與，這種結合創造出一種通往共同調節與具體化的康莊大道。這種方式的產物是一個更有彈性的神經系統，可支持身體及精神健康。

閱讀本書時，我變得更專注於內在以及與他人之間的溝通策略上，這是共同調節的互相依賴層次，乃因規律而有資源的神經系統會自發性地調控防禦反應，同時，若神經系統長期處於威脅狀態，就會降低社會參與的機率。幸好，透過演化的歷史，我們作為社會性的哺乳動物已發展出一種鬧道，可透過安全的神經覺調控我們感受到的威脅。

然而，取得這種鬧道的方式會大受個人神經狀態所影響。如果自律神經系統有豐富的資源，我們便會有彈性，而且啟動安全狀態的門檻會很低，導致產生自發性社會參與及共同調節。但如果我們被鎖定在防禦狀態，就可能不是那麼容易獲得安全感。

本書原文書名《*Anchored*》（停泊）是一種隱喻，是黛娜用來比喻在個人資源（即神經系統，自我的概念）中獲得了安全感，這可讓個人在各項體驗旅程中，有著彈性、內在自我調節，以及和他人共同調節的特性。

在功能上，這趟旅程要求我們首先意識到與安全、危險及生命威脅感受相關的神經生理迴路；其次，意識到神經覺的力量，在無意識的情況下偵測到威脅與安全的線索；以及第三，透過想像與體驗，意識到自主狀態的轉換。這些意識的順序可以視其為概念化的神經練習，並可促進更多個人覺察及自我調節，因而產生更大的恢復力。

在最近發表的一篇文章中，我將多重迷走神經理論視為科學探索，探索社會性功能在社會性哺乳動物所表現之系統發生學的旅程，也是不合群的爬蟲動物的演化過程。在這趟旅程中，神經生理學通往社會性的鬧道需要足夠的機制，來偵測安全以及反射性的進行調節防禦。基本上來說，社會性潛藏的神經機制能快速地由攻擊性或順從於威脅的反應，轉為一種生理反應，以取得並促進共同調節的契機。作為一位科學家及多重迷走神經理論的創始者，我持續發展對這項理論的論證及說明，雖然創傷療法的世界因其與諮商者體驗之間的關係而快速掌握了這項理論的重要性，但我在掌握這項理論時，有關創傷治療及其他心理健康相關疾病的重要性反倒比較慢，我必須向治療師及其治療者學習，他們讓我了解這項理論在臨床，以及改變創傷倖存者個人陳述的價值。

黛比・黛娜是許多治療師中具有洞見及善於表達的其中一位，她告訴我多重迷走神經理論可在臨床及日常社會互動中扮演什麼角色。黛比很快地接受這項理論，而且透過她獨特的洞見及溝通技巧，不僅讓這項理論對治療師來說更能簡單了解，也讓我們每個人了解在日常社會互動中的角色地圖。黛比在她的作品中表示，創傷經驗的核心是身體的感受而非事件本身，她的作品核心主題主要集中在多重迷走神經知情治療功能上。

多重迷走神經知情理論將治療的重點由創傷事件轉移至身體感受，這是一項關於創傷如何受到治療並深植於倖存者神經系統的重要理論轉變。在基本架構上，多重迷走神經理論強調生理狀態會形成中介變項，並決定我們對線索及背景的反應。因此，這項理論強調，創傷事件並非是結果的主要決定者，反之，重新調整自律神經系統的神經規則以支持威脅反應才是結果的主要決定者。這並非排除創傷事件的重要性，而是了解個人在結果上乃至於一般的創傷經驗中有極大的差異。多重迷走神經對創傷的看法和流行病主要的學研究論點不同——其強調童年不良經驗（adverse childhood experiences，ACEs）的量表，以及創傷後壓力症候群（PTSD）概念底下特殊事件因果的鑑定。這項策略創傷被重新定義了，並將其由個人內在事件轉為外部事件。

當代盛行的流行病學模型假設相關事件可以依據創傷嚴重度、壓力或虐待的持續性進行量化的評估。然而，多重迷走神經理論則將這種假設轉移到介入的神經系統，討論該系統對威脅是脆弱或具復原力的。如果個人處於易受傷的狀態下，較低強度的事件就可以阻斷神經功能，並將神經系統從支持體內平衡的狀態，為反射自律的不穩定性而相對共病的易受傷害狀態。如果系統是有復原力的，就可有效緩衝較高強度事件的影響。這項理論建議，在創傷事件後深入微調自律神經系統是自創傷中存活的適應結果。

為在調查研究中使這項中介變數變得有用，我們創造了身體知覺問卷（BPQ）。BPQ是相對較短的問卷，可評估自律神經系統的反應。該量表的測量方法已經確立，且有許多公開的研究都曾使用這項量表（量表及計分資訊可在我的網站stephenporges.com上找到）。在同儕及我的共同研究中，我們記錄自主調節為一種中介變項，是針對負面經驗產生之影響進行調解的深遠角色。我們發現，擁有負面經驗的成人，若其自律神經系統對威脅有反應，結果會更糟。這項結果由兩項最近公開的研究所證實，一項研究調查性功能，而另一項探索疫情期間精神健康的反應。

這種對社會性的強調將多重迷走神經理論轉變為與臨床相關的觀點。當初借用理論的人在二十五年前引進這項理論的時候，其應用集中在基礎醫學上遠比精神醫學來得多。我想這個理論會比較受到婦產科、新生兒科、小兒科、心臟科及其他非典型自主功能醫學專科的歡迎。當我聆聽黛比以及她的應用、洞見，發現她賦予了多重迷走神經理論新的意義去了解及治療精神與身體健康。我們所掌握的這項理論核心訊息是，我們社會性的物種，卻無法取得哺乳類動物賦予我們的遺傳特質——缺乏可讓自己感到安全及和他人共同調節的神經資源。這項遺傳主導了哺乳類動物兩種獨特的特性：神經覺過程可透過對安全線索的偵測反射，來調整防禦狀態；而腹側迷走神經叢則可同時恢復防禦能力，並透過整合的社會參與系統提供安全線索。

這項遺傳特性會以可定義及測量的神經生理機制連結行為及心理上的經驗，也是結合心理與精神健康，打破其各自獨立的迷思。

本書專注在一大膽的治療問題上，即如何回歸身體的安全狀態。本書是有關重新熟悉身體感受，但無須使這些感受與熟悉的危險事件深入連結。藉由建立在身體中安全停泊的狀態，就可以安全地探索先前起伏不定的感受。「停泊」提供了探索和安全感受到傷痕仍在身上的穩定感，這種過程不是威脅，而是支持神經系統的康復旅程，不僅是在與他人連結及找回幽默和興奮感上有足夠的復原力，還能在一個複雜且常無法預料的世界中航行。在這本書中，黛比掌握了一種語言，讓我們所有人能拋開教育程度及專業來體驗公開行動，並將想像轉為有效的神經練習。她以隱喻的方式引導我們至安全的內在感受，並在神經系統中停泊。

引言

多重迷走神經理論是一種安全的感覺科學，
讓你能熱愛生命並接受生命的挑戰。

我們生來就是要與人連結，神經系統是一種社會結構，會在與他人的關係中找到平衡與穩定感。仔細思考，我們的生理構造塑造了生活、愛人及工作的方式。而現在，有個方法可以使用這種能了解全球、社群、家庭及個人健康的服務，這個「方法」就是多重迷走神經理論。多重迷走神經理論起初是由史蒂芬・波格斯在一九九〇年代提出，它解釋了連結的科學，提供神經系統一張地圖來引導我們探索以及可供練習的技巧，以加強內在平衡受到挑戰的時候，將自己及他人停泊在安全和調節中的能力。

自二〇一四年起，我作為自己導師、共同作者、同事及朋友，與波格斯博士進行合作，並主動翻譯多重迷走神經理論的科學在臨床上的應用。藉由此書，我希望能更進一步闡述多重迷走神經理論，好讓所有人都能進入其核心概念，並在生活中體驗它的許多好處，進而更容易主導自己的生命。

即便我努力說明，仍有一些新的名詞須要各位讀者學習，在有關神經覺（neuroception）、階層（hierarchy）、腹側迷走神經（ventral vagal）、交感神經（sympathetic）及迷走神經背側迷走神經（dorsal vagal），這些名詞乍看之下令人卻步，但我會協助讀者更熟悉這些基本詞彙，並自在使用神經系統的語言。在下列章節裡，有時候我會替換一些詞彙如「安全」「連結的」，或者「調節腹側迷走神經」「動員或者因交感神經而戰或逃」「切斷連結」「關機或者因背側迷走神經而崩潰」。當開始與神經系統為友，就可以找到屬於自己的詞彙。

人類的自律神經系統已經過數千年的演化，是共通的設計，而其共同點就來自於人類的經驗。我們所稱的自主是表示自主性及自主的運作。這個系統會調節內在器官及身體運作，包括心跳、呼吸節律、血壓、消化及代謝。自律神經系統的任務是在儲存、保留及釋放能量，好協助我們安全地度過日常生活。

這個系統以可預期的方式運作，而這種共享的經驗讓我們連結。透過神經系統的角度，我們知道所有人都試圖停泊在安全的狀態中，以支持與自我、他人、世界以至精神上的連結，並提供生命需要的能量。當內在生理的運作對我們來說是一個謎，會感覺自己受到未知、無法解釋及無法預料的經驗所擺布。相反地，當知道神經系統是如何運作時，就可以與它合作。當學會和神經系統為友，就能成為這個重要系統的掌控者。

一個受調節的神經系統是以安全且輕鬆的感覺來看待這個世界的過程基礎，我們每天都會遭遇許多問題，有些人比起其他人更容易掌控事物，但無論這個經驗，了解神經系統如何運作是找出重回調節的方法。當學會如何和神經系統為友，就能追蹤狀態和停泊在自主性的安全感中，而這將使我們生活中無法避免的挑戰變得沒有那麼嚴重。如果擱置問題，並將注意力轉往將神經系統塑造成安全與連結的方向，就可以回到問題本身並以嶄新的方式看待它。在受調節的系統中停泊，會產生不同的選項並使契機出現。

如何運用本書

關於我們是誰以及我們如何看待這世界的故事始於我們的身體。在大腦可以組裝想法和語言之前，神經系統就啟動了一種反應，使我們走向體驗及連結、帶領我們進入戰或逃的保護行動，或者透過關機及切斷連結來拯救我們。

我們如何與這個系統為友？如何學習調整並轉向我們神經系統掌握的重要資訊，同時運用這個資訊成為個人故事的積極作者？與自律神經系統心靈交會始於了解系統如何運作，在行動、退出與連結之間做出可以跟上每個時刻的流動技巧。有了這種意識之後就可以進行練習，並以嶄新的方式柔性塑造這個系統。以彈性的方式面對我們每天遇到普通甚至是巨大的挑戰，並享受來自與神經系統共處的輕鬆感。

本書的章節提供一些小步驟以協助與神經系統為友。這個體驗練習會以一章為一個階段，好讓你在過程中不會感到無法負擔。每個章節都會提供練習，並註明為「探索」，以便使部分理論融入體驗中。讀完本書後，你可以重新閱讀前面的章節，並回到探索練習上。這些練習是為了讓你可以進行實驗，並回到有助你感受到幸福的地方。許多探索練習都建議可以記錄回憶，我選擇**記錄**這個詞是為了同時使用文字和影像。有時候你會找到單一名詞或許多可幫你掌握新資訊的重點，其他時候也可以決定使用較長的文章、敘述及顏色，以便記錄重點。每個紀錄都是邀請你選擇使用想記憶的方式，並重新探索發現到的事物。

閱讀本書會學到多重迷走神經理論的基本原則，並以探索的方式將這種科學應用在每一天中。我的期許是，當讀完這本書，會以嶄新的方式在這個世界行動，並在體驗其強大好處的同時，找回通往平靜與連結的個人道路。

和神經系統為友的過程是持續探索的旅程，長久以來，我一直在探索這塊領域，也具備充分的專業能分享出來。而且就和你一樣，我仍然受到日常經歷的挑戰，在發現自己處於混亂的時刻中，失去停泊在「腹側迷走神經安全與連結」的狀態時，我會在當下回想已習得的知識，並重複練習。

這本書的英文原書名為**Anchored**（停泊），是會不斷在書中重複看到的名詞。我是在靠海的環境中長大，了解停泊是在不斷改變的環境中保持安全的重要一環。船錨會沉入海底一段距離，好將船固定在一個安全的位置上，同時能夠對海洋及海風的變化有所反應。

安全就來自牢牢崁入的船錨以及夠長的錨鏈。當我們停泊，就會有安全感，可以出去冒險而不用漂泊。我們會和調節的狀態有所連結，並有機會探索周遭的世界。

當我開始上第一堂臨床練習，我告訴學員，歡迎他們進入我和波格斯博士合作的多重迷走神經家族。多重迷走神經家族已經成為一個全球的多重迷走神經社群，而不只是一個家族。當你開始閱讀這本書，我邀請並歡迎你進入這個不斷成長的家族，並找出人類連結的新語言。

目錄

Chapter 1

簡述多重迷走神經理論的原則與元素

生物之美不在於其中的原子，
而是這些原子的組成方式。

卡爾薩根《宇宙》第五章

於一九七〇至一九八〇年間，心理學教授波格斯在早產兒的研究中，發現在神經系統路徑中的兩種迷走神經可調節心臟，並連結臉部及心臟，以進行內在及與其他人的溝通。這些發現有助於為多重迷走神經理論下定義，而我們現在有更簡單的方式去了解，並和我們的自律神經系統進行合作。

自律神經系統也可稱作自主神經系統，因它在我們無須注意的情況下，自動擔任照顧我們身體的責任（如呼吸、心率及消化）。這個系統最棒的地方，是它不僅無須預先設定便可自主行動，還可以進行調整。為此，我們必須了解以下三個主要的原則：

1. 自律階級：這個系統是由三種構成要素所組成，可在特定順序下運作，且有預設的路徑。
2. 神經覺：這個系統有內建的監控機制，可監控前方的危險及警示徵象。
3. 共同調節：安全地與他人連結是健康的必要元素。

迷走神經的連結系統

- 符合每天的需求
- 連結並溝通
- 順勢而為
- 投入生活

行動的交感神經系統

- 充滿混亂能量
- 準備進行攻擊
- 被迫逃離
- 焦慮
- 憤怒

關機的背側分支系統

- 缺乏興趣
- 能量耗盡
- 切斷連結
- 失去希望
- 放棄

三種構成要素及出現的特質

自律神經階層：經驗的構成要素

透過演化，三種要素逐步成形：背側迷走神經（關機）在大約五億年前出現、交感神經（行動）在約四億年前出現，而腹側迷走神經（連結）則在大約兩億年前出現。這個出現的順序叫做自律神經階層，是了解神經系統如何穩定調節，以及對日常中的挑戰做出回應的關鍵。每項構成要素都以一種特殊的方式運作，透過身體內部的連結影響著我們的生理，並且藉由指示我們如何看見、感受及參與這個世界來影響我們的心理。

腹側迷走神經的構成要素是這三種要素最晚出現的，可提供通往健康及幸福的途經，並讓我們可以掌控自己的生活。我們可以和他人連結與溝通，也可加入團體或者樂於獨處。日常生活中常見的困擾不會讓我們難以忍受，當我們的咖啡溢出來，或者溝通過於緩慢，比起感到憤怒或焦慮，我們反而能順勢而為。

當發生某些事情讓我們感到快被淹沒，或同時發生太多事情，抑或是生命看起來好像一連串永無止境的挑戰時，跟隨階層的模式會讓我們前往下一個構成要素並以交感神經採取行動，這就是我們所熟知的戰或逃情境。當我們的待辦清單看起來沒有變少、錢好像永遠不夠用，或者感覺好像夥伴總是心不在焉，在當下就會失去安全感，以及預見更大願景的能力，取而代之地以攻擊或逃跑作為回應。

如果我們持續感覺到受困於永無止境的挑戰循環，無法逃脫也無法掌控時，我們會隨著階層往下至最後一階——神經系統的第一個要素，也就是背側迷走神經的崩潰、關機及切斷連結。在這裡，溢出的咖啡、永無止境的待辦清單，以及心不在焉的夥伴將變得再也不重要了。我們開始關機並切斷連結，雖然可能仍然會有所行動，卻沒有了關注的能量。我們失去一切都會有所改變的希望，因為我們的神經系統追隨可預測的順序，從一個要素移往下一個。為了從崩潰的境況中回復，需要找出交感神經中的某些能量，並持續調節腹側迷走神經狀態。

取得三種要素好處的好方法是透過以下兩種陳述方式：「這個世界是⋯」以及「我是⋯」找出適當的用詞來描述你如何看待這個世界，以及目前的處境可帶給你在每種狀態下所擁有的信念。從背側迷走神經也就是階級底層要素開始，感受切斷連結、崩潰及關機的體驗。將你的想法寫入「這個世界是⋯」以及「我是⋯」的句子裡，我們可能會發現，世界是不友善、黑暗或空虛的，而你是失去連結、被遺棄或者失落的。從構成要素移至被交感神經能量淹沒的情緒，並探索同樣的這兩個句子。也許世界是混亂、無法控制或者可怕的，從這種沒有秩序的混亂境況中，你失去控制、缺乏調節或者處於危險情況中。現在往上移至最後的構成要素，到達腹側迷走神經安全而受調節的狀態中。在這裡，你會如何填入「這個世界是⋯」以及「我是⋯」的句子？你可能會體驗到這個世界是友善、美麗、歡迎連結且感覺不錯、活得很好，並且充滿可能性。透過這種自律階層運作的方法，我們開始了解每個自律狀態創造出來的不同經驗，從反映在「這個世界是⋯」以及「我是⋯」的這兩個句子中，我們可以看見從一種狀態、一種構成要素轉向另一種的時候，我們的故事會如何產生劇烈的變化。

神經覺：你的內在監控系統

多重迷走神經理論的第二項原則，也就是內在監控系統，是由美妙的描述性文字「神經覺」定義而來。史蒂芬・波格斯發明了這個名詞，用來說明神經系統（神經）對安全或危險徵兆的意識（感覺）。我們帶著安全的神經覺，走向世界、走向連結。危險的神經覺會將這個狀態轉移至交感神經的戰或逃的狀態，而生命受威脅的神經覺則會帶我們進入背側迷走神經的崩潰、關機狀態。

神經覺會跟隨三種意識流：內部、外部及這兩者之間。內部傾聽發生在神經覺關注身體內部所發生的事——你的心跳、呼吸節律、肌肉活動——以及器官內部發生的事，尤其是消化系統。外在傾聽始於你當下所處環境（位置）以及延伸至更遼闊的世界，乃至於鄰近地區、國家以及全球社群。第三種意識流，也就是這兩者之間的傾聽，是你的神經系統和其他系統單獨，或者和一群人溝通的方式。這三種體現傾聽的意識流，會在些微的關鍵時刻，以及我們自覺意識的階層底下持續運作。神經覺在事件背景中運作，並改變自律狀態，不但邀請我們進入與人們、地點及體驗的連結，也會讓我們從連結的狀態轉移至戰逃或關機的保護狀態中。我們的故事，以及如何思考、感受以及行動，皆始於神經覺。當我們無法直接以神經覺運作，則可以藉由身體的反應加以運作。我們讓神經覺有所感受時，也會讓其他非自覺的經驗進入意識當中。我們可以藉由明確注意到神經感知的內在經驗，將我們的注意力轉往這個活躍的狀態，來與經驗合作。當我們持續在意識的路徑中遊走，我們會和感覺、信念、行為有所連結，最終這個故事會帶領我們度過人生。在學習如何關注神經覺時，就能以嶄新的方式塑造我們的故事。

共同調節：連結的本性

最後，多重迷走神經理論的第三項原則，是須要在共同調節的經驗中，找出與他人安全連結的方式。共同調節及和他人進行調節，是生存不可或缺的經驗。

我們誕生在這世界時，無法自食其力，須要由他人照顧。因為身體無法自我調節，自然地轉向周遭的人，以滿足身體和情感上的生存需求。當我們成長後，這些共同調節的經驗便提供我們探索自我調節的基礎。

即便學習到如何自我調節，共同調節的需求仍持續不墜，這是幸福的必要元素，也是學習如何談判的挑戰。為了能共同調節，我們須要找出能和對方共同進入連結與調節的方法。所以我們會找朋友訴苦或尋求家庭成員的幫助，在我們有需要的時候，仰賴生命中有規律系統的特定人物出現。雖然世界似乎越來越關注自我調節及獨立，但共同調節仍是安全地在日常生活航行的基礎。我們有與他人持續連結的需求，每天都渴望並尋求共同調節的契機。

只有透過這三項原則——階層、神經覺及共同調節，才能夠了解生理角色的知識，並成為形塑我們如何在世界中行動，以及與生理共同創造幸福的指引方法。

雖然世界似乎越來越關注自我調節及獨立，但共同調節仍是安全地在日常生活航行的基礎。

幸福的三項元素

多重迷走神經理論的三項原則——階層的構成要素、神經覺的內在監控以及與他人的調節，是我們了解並與神經系統為友的起始。接下來，我們將加入幸福的元素，背景、選擇與連結，以幫助神經系統停泊在安全與連結中。具備這三項元素時，將更容易找到調節的方法。失去任何一項元素時，就會失去平衡，並經歷不安的感覺。

背景（context）這個名詞來自拉丁文contexere，意思是「將事物交織在一起」。以神經系統的角度來看，背景牽涉到將方法、事物及原因的資訊集中在一起，以便對經驗有所了解及回應。我們透過互動中周遭明確的溝通細節得到安全的線索。當背景資訊透過內在的路徑傳遞，而非與外在分享，通常會基於過去經驗在當下做出回應。在沒有外在的陳述資訊時，我們比較會感受到不安全感，並轉往保護模式。舉例來說，一位朋友傳一則取消午餐約會的訊息給我，在沒有聽到她的聲音、看見她的臉或者了解更多資訊時，我會被拉入焦慮以及做錯事的故事中，感覺朋友在生我的氣。之後發現她只是身體不舒服，故事就改變了，比起被拋棄的感覺，更感受到被關懷且受到照顧。

選擇是受調節的神經系統不可或缺的第二項元素，當選擇無法改變或移動、接近或避免、加以連結或受到保護；當選擇受到限制或被奪走，或者當我們感覺受阻或因沒有選擇而受困，就會開始尋找出路。在尋求生存當中，交感系統動員的能量以焦慮或憤怒的某些形式表現出來，或者感受到被拉往背側迷走神經的崩潰狀態時，能量已然耗盡。即使在進行日常簡單活動，但在有選擇的情況下，我們更能在安全及連結中停泊。在經驗的另一端，當選項沒有限制，便會感到茫然，而無法做出決定。太多選項會讓人不知所措，而遵從固定的規範則會令人感到拘束，對於我們來說，最有利的事，是我們對創造選項的架構有其界線，並且對規範有其彈性。

最後一項元素——連結，這會帶來關係感。連結的經驗包含四種領域：自我連結、與他人的連結（及寵物）、與大自然的連結及對我們周遭世界的連結，還有靈魂的連結。有了連結我們可以體會到安全、他人的陪伴、居家般的環境以及靈魂的和諧。當我們的連結感斷裂（失去自我的感受、經歷一段關係的錯誤、與大自然隔絕，或與靈魂交會的經驗變得疏遠），若停泊在安全與調節的能力受到挑戰，就會轉往溝通與社會參與，試圖找回連結。當連結持續中斷，通常會在退縮至絕望之前向外求援。

在了解多重迷走神經理論組織原則以及規律系統的元素後，現在可以轉往探索自律路徑，嘗試實踐調動神經系統，以來幸福的感受。

Chapter 2

在自律路徑中遊走

我們唯一的旅程是內在之旅。

萊納．瑪利亞．里爾克（Rainer Maria Rilke）

《給青年詩人的信》（*Letters to a young poet*）

雖然我們覺得身體是由大腦掌控，但日常經驗的核心，以及如何在世界中航行的方法始於身體中的自律神經系統，這便是我們是誰、世界如何運作、我們所做的事情以及如何感受。是我們的生理塑造了對安全及連結的經驗。

自律神經系統的故事從大約五億年前，一隻稱作盾皮魚（placoderm）的史前魚類，以及其副交感神經的分支，也就是背側迷走神經開始。為理解系統的背側迷走神經部分，請試想一隻烏龜緩慢而平穩地移動著，受到驚嚇時，這隻烏龜會停下來，縮進牠的殼中，直到牠感到安全，才會再度探頭窺見世界。靜止不動以及退縮就消失是背側迷走神經系統的生存策略。

在大約四億年前，交感神經系統出現在另一種絕跡的魚類——刺鮫（acanthodian）——身上。有了交感神經系統後，現在常見的戰或逃反應就加入了生存策略的行動中。為理解這種系統的動員特色，可以想像一隻正在進行攻擊的鯊魚或一隻正在急速逃離的魚。

最後，在大約兩億年前，副交感神經系統的其他分支，也就是腹側迷走神經系統開始形成。這項獨特的哺乳系統能量讓我們能感受到安全、連結並進行溝通。為將感受移入這個系統，請回想和朋友坐著聊天的情景，或是在大自然中散步時和地球有所連結的感受，若有養狗或貓，想像他們蜷曲在身旁的時候。

總而言之，自律神經系統是由副交感神經及交感神經系統所組成，而其中有迷走神經提供副交感神經至背側和腹側迷走神經的主要路徑。所有這些系統提供我們進入三種路徑的方法，而各種路經則提供其特殊的回應方式（這些名詞可能看起來很難記憶，但很重要，並在繼續閱讀下去時，記得為這三種神經系統命名）。

在各個新系統出現時，它會加入舊有的系統而非加以取代，因此使自律神經系統的結構變得

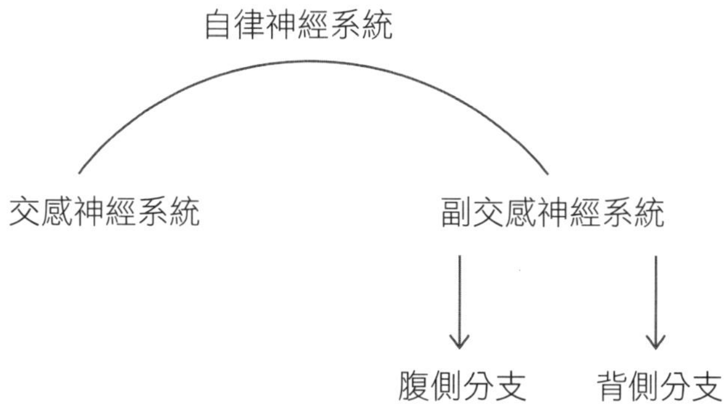

兩種迴路、三種路徑

更複雜。現在讓我們進一步深入探索這個三方自律神經系統。

探索迷走神經路徑

多重迷走神經理論中的「迷走」代表迷走神經，事實上它不是一條單一的神經，而是始於腦幹並在身體中移動的神經叢，沿途會影響許多不同的器官。「迷走」在拉丁文中代表「流浪」，而且因為這條神經的長度（迷走神經是最長的腦神經）以及它在路經中連結許多地方的方式，讓它的命名看起來非常合適。解剖學家安德雷亞斯・維薩留斯（Andreas Vesalius）用木刻版畫創作出一五四三條神經，讓我們能了解這些錯綜複雜的神經路徑。

雖然我們把迷走神經當作一種神經，但十二對腦神經都是成雙成對的，一條在左側大腦，而另一條在右側。右邊的迷走神經會連結至心臟，並形成本章之後會提及的迷走煞車（vagal brake）。自腦幹開始，迷走神經往下走到頸部，到頸動脈後方，接著繞到身體前側後往下經過喉嚨、肺部、心臟至腹部以及消化系統。為了感受這個系統以及其許多分支，可以將左手放在頸部底端，並用右手描繪出迷走神經的路徑。將你的右手從頸部往下繞至喉嚨，直到你的肺部、心臟，最後到腹部。想像能量以這種路徑上下移動。這種迷走神經路徑所傳遞的資訊會以兩種方向遊走，百分之八十的資訊會從身體移動至腦部，而百

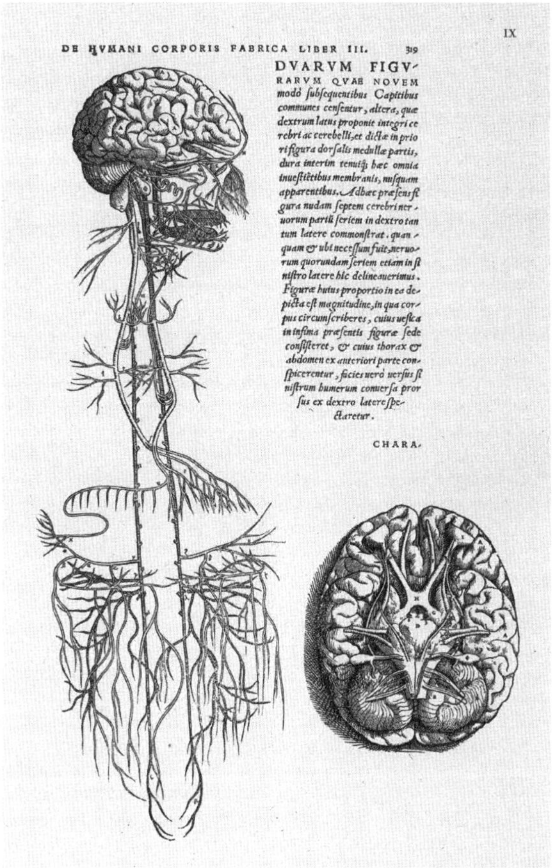

安德雷亞斯・維薩留斯（Andreas Vesalius）用木刻版畫創作出的
1543 條神經。

圖片出處：英國威康收藏館（Welcome Collection）創用 CC 授權 4.0 版

分之二十會從腦部移動至身體。當我們和身體切斷連結，也失去將重要資訊透過迷走神經路徑，自身體傳送至腦部的調控能力。

迷走神經的腹側及背側迷走神經，是以在橫隔膜上下方運作的方式做區隔。橫隔膜是將胸腔與腹部分開的肌肉組織，將一隻手放在胸部，另一隻手放在肋骨下方，那就是橫膈膜的位置。從橫膈膜往下走是背側迷走神經的領域，它每天以不做出反應的方式，負責調節我們消化系統的健康。在生存模式下，背側迷走神經會讓我們失去意識及連結，並進入崩潰及靜止不動的狀態。在這種生存狀態下，我們會感覺到麻木及切斷連結，並感覺到身心分離，以及不斷經歷生命的運行卻不在乎。當生理系統轉為保守模式，會受到消化問題的困擾，使得我們只好放慢腳步，以維持足夠的能量活下去。我們希望，如果消失、隱形，甚至感受不到居住地或周遭發生的事情，就能存活下來。我們會逃進一無所知，沒有感受甚至不存在的境界中。當讀到這段描述，甚至可能感受到背側迷走神經能量在系統中活躍起來。

從橫膈膜往上走是腹側迷走神經的領域。這是停泊在安全的位置，而且也是共同調節與自我調節的地方。我們的心率是規律的，呼吸是自然且飽滿的，能享受與朋友相聚並專注在對話上不分心。在腹側迷走神經的狀態中，可以理解焦慮、探索選項，並尋求或提供支持。我們會得到豐富的資源且變得足智多謀。我們會把注意力集中在自己、他人、世界以至於靈魂的連結上，這是幸福的狀態。閱讀到這裡，是否可以感受到這股能量，以及腹側迷走神經狀態是否已經恢復。

在開始關注迷走神經系統後，花一點時間在這兩種迷走神經路徑中移動。將一隻手放在顱骨上，另一隻手放在心臟上方，想像腹側迷走神經的路徑，並感受兩手之間移動的能量。花一點時間了解調節與連結這個系統所帶來的能力。現在將你的手從心臟移至腹部，將一隻手放在腦幹上，另一隻手及在腹部上方，你便可和背側迷走神經的路徑有所連結。想像這條路徑並感受移動至這裡的能量，花一點時間了解這個系統運作的方式，其可透過你的消化過程滋養你的身心，同時在必要時保護你，將你從意識中帶離。

迷走煞車

我們重要的腹側迷走神經迴路便是迷走煞車。這個特殊的迴路讓腦幹與心臟的竇房結——也就是心臟的節律器連結起來。而且這種連結能使我們的心律變得規律。

> 當我們和身體切斷連結，也失去將重要資訊透過迷走神經路徑，自身體傳送至腦部的調控能力。

迷走煞車會使心率變慢至每分鐘正常的跳動次數（在六十到八十次之間）。若沒有這種調節，心臟跳動次數會快到變成危險的狀態。因為這種路徑的運行方式會調節心率，稱作迷走煞車。就好像所有的煞車機制，我們須要在不同時刻地引導迷走煞車的能量程度。

迷走煞車也會調解我們的呼吸節律，它以一種微妙的模式釋放並重新介入每次的呼吸週期。在每次吸氣的時候，迷走煞車會稍微釋放而心率會稍微加速，然後在吐氣的時候，迷走煞車會重新介入，而心率會回歸至較慢的心跳。為了解迷走煞車如何運作，可以試想腳踏車上的手煞車。當你騎下坡而想要加快速度，你會稍微放開煞車使輪子轉得更，想減速時，則會稍微按一下煞車。心臟的迷走路徑不會像腳踏車上的煞車那樣真的放開並重新連結，反之它會透過使用電子訊號及神經傳導物質變得更活躍或不活躍。

迷走煞車的功能是為了讓我們在不被拉往戰或逃的生存狀態下，能感受及使用一些交感神經系統的動員能量。當稍微釋放一點迷走煞車，感覺交感系統的能量會更為強烈，並開始動員整個系統。之後，迷走煞車會重新介入，交感系統動員能量就會減少。

探索

運用迷走煞車

這項探索可以站立或坐著的狀態完成。請想像你的一隻腳在腹側迷走神經調節上，而另一隻腳在交感神經的動員上（你可以將一隻腳放在另一腳前面，或者雙腳並排），雙腳踩地，並將你的重量在兩腳間轉換，且雙腳輕微地晃動。跟著你的呼吸循環，吸氣時將重量晃至交感神經的那隻腳上，吐氣時將重量轉移至迷走神經的那隻腳。經過幾次呼吸循環後，就會了解自身的迷走煞車釋放與重新介入的規律。

當迷走煞車開始釋放，我們會獲得一系列的反應，即便在有腹側迷走神經系統的調節下，仍能感受到參與、歡樂、興奮、熱情、有趣、專注、靈活及小心謹慎。若沒有迷走煞車，我們無法停泊在安全中並斷開連結，同時進入戰或逃的保護狀態。試著尋找瀕臨釋放邊緣的煞車實驗，轉換重心，好讓你能幾乎完全轉移至交感神經動員的狀態，回憶你開始失去平衡時發生什麼事，然後將自己帶回當下的感覺——感覺腳下堅實的地面，重新感受停泊在腹側迷走神經的感受。

現在，讓交感神經的那隻腳稍微接觸地面，將重心完全轉移至停泊在迷走神經的那隻腳。

感受此刻所發生的事，觀察迷走煞車是如何讓你動員能量，並幫助回歸平靜。感受迷走煞車如何掌握腹側迷走神經的安全和調節，以及與交感神經生存反應之間保持界線。

我們進一步認識了迷走煞車，可以開始進行能量與平靜之間平衡轉換的練習。練習停留在安全及感受到動員的狀態中，並在行動及休息中轉換，探索釋放和重啟迷走煞車的全部經驗。

想像一下經常發生的經歷，在這些經歷中，你須要運用迷走煞車才能獲得能量或平靜。回憶需要更多能量的時刻，釋放煞車以滿足這項需求，然後回憶感到更自在的時刻，重新投入你的煞車。你可以記住一些時刻，並透過釋放和重啟迷走煞車，來想像適量的能量可能如何改變這種經歷。一旦有停泊能力的自信，當焦慮感上升或者須要採取行動而轉向更多能量，就可以試著在這個通往平靜的平衡上做出調整。

交感系統的能量

交感系統是脊神經系統，位於背部中間胸椎與腰部的位置。為了更深入了解，將一隻手輕輕地從頸部往下，而另一隻手輕輕地放在腰際。你兩手間的距離恰好是交感神經系統的所在位置。交感神經系統的能量，對我們在這個世界上活動的能力來說很重要。它扮演著調節血流、管理心律及呼吸模式的角色。正如你在迷走煞車探索中發現的那樣，腹側和交感神經系統的能量可以共同合作，使體驗更生動。但如果失去與迷走煞車的連結，就會失去停泊在腹側系統的能力，並從安全的狀態中進入交感神經生存狀態中。當被列入生存模式時，交感系統會啟動戰或逃模式，而下視丘-腦垂體-腎上腺（HPA）軸（連結大腦中下視丘與腦垂體，以及位於腎臟上方腎上腺的回路）會開始釋出皮質醇及腎上腺素。

在高速公路上突然有輛車出現在你前方，小孩把手伸到熱爐上，或狗跑到大街上都是會讓腎上腺素飆升的事件。我們經歷了一個即時反應來管理事件，然後在事件結束時回歸平常。花時間回想曾有過腎上腺素起伏的時刻，你的身體可能會保有那段回憶，並在回憶時重新體驗那個時刻。

除了這種快速、短暫的腎上腺素升高的反應，交感系統會以釋放皮質醇的方式來回應焦慮。持續被難搞的人所包圍，生活沒有安全感，在感覺有毒害的環境中工作，這些可能都會帶來持續的皮質醇反應，感覺好像身處能量的漩渦中，無止境地尋求無法實現的平靜。

回想一下日常生活中，是否有無休止的需求清單？是否感覺無論怎麼做，都有責任持續增加這分清單？注意身體對這種交感神經升高狀態的反應。

在演化的歷史中，成為部落的一分子對生存來說至關重大。在團體中生存，人數越多對我們越有利，當停泊在安全的迷走規律中，我們會找到連結並看見友誼的可能性。從安全的迷走狀態進入交感系統的能量中，我們會感受到立即的危險，並進入戰或逃的狀態中。這個世界給人危險的感覺，充滿著危險的人。在這種狀態下，我們會誤判線索，並將中立的面孔和某些聲調視為危險的迹象。人類的聽覺傾向聆聽危險的聲音，很容易忽略周遭友善的聲音。我們觀察環境，不再只是注意和警覺；我們現在處於警覺且高度警戒的狀態。我們獨自前往這世界，與他人分離，我們以「我們對抗他們」或「我對抗你」的心態。

在狀態中遊走

知道各個路徑如何各自運作之後，我們現在可以了解狀態如何共同合作，並探索它們之間的關係。在演化的過程中，自律神經系統的三種路徑（背側迷走神經、交感及腹側迷走神經）出現並成為系統的構成要素（階層）。我們喜愛的地方，體驗到健康、成長及復原的地方，會讓我們停泊在腹側迷走神經的安全與連結狀態中。當從規律中被拉走，第一個動作會是進入交感系統的動員狀態，並透過採取行動而來進行保護。最後的步驟會透過切斷連結，進入背側迷走神經系統靜止不動與保護的狀態。在自律狀態之間移動的預定順序代表可以在失調狀態中回溯我們的旅程，並取得路線圖，找出回到安全及規律的方法。

我們很自然地在狀態之間遊走，規律地從迷走神經的調節中，進入交感或背側失調的狀態，然後再回到原來的狀態。失去規律並非問題所在。事實上，我們目標並非停留在規律的狀態中，而是知道我們是誰，了解從規律的狀態中移出、被拉進生存反應中，仍然有辦法回到規律的狀態裡。具備在狀態中靈活移動的能力，在我們處於失調狀態，無法重新回到規律而感到焦慮時，是復原及幸福的象徵。

當從迷走神經安全及連結中被拉走而迷失在失調的狀態，我們會從靈活轉為僵化，並感受到神經系統因受困於交感神經動員，或背側迷走神經關機的緊張狀態而受到影響。當停泊在腹側迷走神經的能量調節狀態下，自律神經系統是平衡的，我們會體會到幸福感，並伴隨著健康的體內平衡感。在遭遇挑戰的時刻，能夠有所反應（而不是回應），合作並進行溝通。停下來思考當你靠自己解決一個問題，或者和某人一起找出解決方案所感受到的規律狀態，如果我們沒有成功地迎接或處理這個挑戰，會從交感神經動員狀態的規律，以及戰或逃的能量中移出。在這裡暫停一下，並回憶經歷能量強烈啟動的時候，被迫停留在爭吵或絕望而必須逃離的感受。最後，如果採取行動無法解決挑戰時，我們會產生受困的感覺，並移至背側迷走神經停止運作的狀態。你可以回想當你感受到放棄，或心不在焉，或者不再關心任何事的感受。

因為這是神經系統形成的方式，構成要素會逐層堆疊，以便回到安全且規律，而非崩潰的狀態，我們必須在交感神經的動員狀態中遊走，而非被捲進戰或逃的反應中。安全動員的時刻可能有許多形式，它可能始於一個小小的身體動作，像是和某人交換眼神，或者是冒出展開可能性的想法。這個時刻最基本的要素是回歸的能量不會太大或太強烈以至成為危險的線索，而是感受到安全的線索，可指示重新回到規律的方法。在這個安全的起始點，我們可以持續感受到能量回歸，並找出重回規律的腹側迷走神經的方法。

在一天當中，我們的狀態會以微小的方式轉換，或以更大的方式遊走，這是人類正常的經驗。回想今天已經歷過的狀態，包括輕鬆的時刻、為自己充電的時光、感到空虛，或者是碰到戰或逃及崩潰等反應更激烈的時刻，記住，在狀態中進出的一般經驗並不是幸福的阻礙。只有當我們從安全與連結中移出，進入適應性生存反應的其中一種，卻無法找到重回規律的狀態中，我們才會在身體及心理上受苦。腹側迷走神經的能量是在安全與連結中的主動要素，沒有這項調節的影響，我們在身體、情緒、理性及靈性上都會飽受痛苦。但是當腹側迷走神經狀態是主動且負責任的，交感神經和背側迷走神經系統就會在環境中運作。當所有這三種狀態共同合作，就是創造身體及心理的幸福狀態。

> 具備在狀態中靈活移動的能力，在我們處於失調狀態，無法重新回到規律而感到焦慮時，是復原及幸福的象徵。

探索

與自律階層為友

在了解了各種自律狀態的結構、責任及生存行動後，我們可以從認知轉往意識的體現。先從健康的體內平衡狀態開始，在這裡，腹側迷走神經的能量可在整個系統中窺見並帶來規律，讓交感及背側系統可在背景中運作。我通常會想像腹側迷走神經狀態圍繞著交感神經和背側迷走神經，想像用雙手溫暖地環抱著它們。我最近為腹側迷走神經狀態嘗試的想像練習，是想像一把色彩斑斕的雨傘可保護著交感和背側迷走神經，讓它們安全地不被雨淋。你會想到什麼呢？這種想像如何在身體中活躍？當你的三種狀態處於連結、相互溝通之下，能量會如何活動？花時間想像一下並留意這種幸福的體驗感受。

接下來探索當交感及背側迷走神經狀態各自作用，會發生什麼事？從背側迷走神經的狀態開始，當從規律轉往切斷連結的狀態會發生什麼改變？身體哪些部位有崩潰或關機的感受？往上移至交感神經動員的狀態，讓神經系統告訴你身體哪些地方可以感受到這種狀態的活躍。

現在為這三種狀態取一個名字，雖然你可能最後選擇維持如迷走神經、交感或背側迷走神經的生物術語，但仍希望你試著用自己的說法為它們命名。接納內在並與各種狀態再度連結，看看你聽到了哪些名稱（例如：開朗、風暴、迷霧、流動、混亂、崩潰、連結、啟動，與離開）。寫下這些讓你感到有興趣的名稱組合，並玩組合遊戲，直到找出三種可代表自己的經驗，並與之相互配合的組合。

當我們觀看景象，可以看見它是如何被人類行動與自然事件所塑造。我們可以透過想像的景象來探索自己的自律神經狀態。各種自律神經狀態都有其景象，有我們每天遇到的景象、非反應狀態、我們的生存狀態及安全和連結狀態。在以下的探索中，請使用日記來記錄你的自律景象。記住，你可以用單詞、要點，或較長文章的書寫形式，或者你可以用某些藝術形式（如圖畫、照片或拼貼畫）來記錄。

探索

調節景象

從進入腹部規律的世界開始，為了找到這種方法，請記得你賦予這種狀態的名稱，並進入身體的對應位置，好感受到調節能量的流動。回想過去你在某種時刻，或是一個微觀時刻中感受到安全及連結的感覺。好好體驗這種感覺直到你找到方法，停泊在調節中。當你完成時，環顧四周，你可能會看到真實的環境、元素及自然世界，或一個家。你也可能會看見顏色或感受到能量。在這種規律的境界中會帶來可能性，並讓我們能加以探索。花一點時間記錄你在這種情況下所發現的事物。

接下來我們可以探索有關背側及交感系統的日常體驗，並非它們的生存角色，而是其支持我們幸福與健康的日常活動。從背側迷走神經系統緩慢而穩定的節奏開始，在這裡，我們看到的景象為何？有什麼影像、顏色、文字或能量感受在這裡活躍？在日記中記錄這種景象的特性，這種安全、日常的背側經驗，這種體驗可帶來滋養你健康的必要營養。

現在轉移至你的交感系統景象，並非因為它啟動了戰或逃的機制，而是安全、動員的能量可支持心臟及呼吸節律、調節體溫並帶來行動。在這裡，它的景象像什麼？出現的影像、顏色及文字為何？請注意能量及行動的方法是類似或不同於背側景象的。記錄觀察到的事物。

最後，回到最一開始的地方，在腹側迷走神經安全與調節下，反思你調節神經系統所反射出的三種景象。

探索

生存景象

在意識到這種規律、非反應性的景象後，我們下一步的探索是了解生存景象。為了能更了解這些境界而不陷入其中，可以試著移動到其他狀態，同時維持停泊在腹側景象的位置。我的腹側迷走神經景象是在海邊，想像帶著一顆小小的沙灘石頭，提醒我是安全停泊在那裡。尋找你腹側景象中可以帶走的事物。

在安全及規律中提醒你自身的停泊位置，來一趟旅行到背側狀態，並檢視生存景象。沉浸在感受到與世界斷開連結的時刻，以及無助感進入內心的感受。請注意這些方法不同於非反應性及日常的景象。生存景象會透過斷開連結及崩潰來提供保護。如果開始感覺到被拉往關機狀態，將注意力放在從腹側景象帶出來的事物上，並記住，你仍然和安全及規律狀態有所連結。可以運用日記來記錄背側迷走神經景象的特性。

下一步是進入交感神經的生存狀態，那裡有太多的能量。它有一點雜亂無章，也有一點混亂，你會感受到戰或逃的滋味。回憶起被拉往焦慮或生氣的時刻，然後稍微踏出一小步進入那個狀態，當環顧四周，你看見了什麼？請記住，你帶來的一小塊腹側迷走神經景象，讓你不會在這裡迷失，或者被交感神經生存的景象所綁架。在日記中記錄在這裡發現的事物。

結束這項練習，回到一開始處於腹側迷走神經安全與連結的景象，在這裡休息一下，並慢慢思考在兩種存活景象中所發現的事物。

自律神經系統帶來靜止、啟動及規律的行動。我們內在一直渴望著腹側迷走神經系統的調節，以及體現如何達到那種狀態的智慧。我們每個人都有從戰鬥、逃跑或者崩潰中恢復連結的途徑。由於我們個人的生活經歷，它可能是隱晦不明，或是不好走的，但我們的身體知道這條路，我們可以找到回家的路。

Chapter 3

學會傾聽

對我來說，身體能表達言語所不及之事。

瑪莎·葛蘭姆（Marth Graham）

一九八五年《紐約時報》專訪

傾聽是和與自律神經系統為友很重要的一部分。在剛開始的時候，會認為關注和傾聽是一件很怪的事情。畢竟，自律神經的運作無須我們加以關注。在傾聽及參與我們身體中發生的事情後，我們會對自己的系統取得掌控，開始更受控制的生活。當我們學會傾聽，會創造反思的能力而非僅是回應。在學會如何和與神經系統成為夥伴時，便開始體驗到幸福。

和神經系統成為夥伴的過程有兩個步驟。首先，我們須要了解系統如何運作。其次，須要使用這種資訊來創造幸福的生活。我經常被問到，在和神經系統建立關係時，是否會發現我們感受、思考及做出的所有事情只是生理機制的結果。對我來說，這個問題的答案是否定的。了解自律神經系統如何運作，只是解開人類如何在這個世界中行動的謎團，同時帶來體驗的神奇力量。當了解到身體如何創造經驗，自律狀態又如何為我們的故事設定景象，就可以擁抱許多讓生命更加不凡、奇蹟般的神奇體驗。

多重迷走神經為我們的感受、想法及行為提供和經驗為伍而非受其挾制的方法。當被情緒所淹沒，會失去與調節的連結，以及反思的能力。藉由停泊在腹側安全調節的狀態中，我們可以與自身的狀態連結，並反思所需要的距離來傾聽我們的故事。當我們學會傾聽神經系統，就會創造出技巧，並帶著好奇心面向我們的經驗，重新取得回應而非只是反應的能力。

傾聽自律神經離不開自我同情的需求，自我同情是腹側迷走神經的新興特質，生存狀態會自動地啟動自我批評，以致從安全及連結的狀態中移至保護狀態時，失去自我同情的能力。有了能辨識苦惱時刻並注意自律狀態的能力時，會進入覺察的時刻，而非只是單純被捲進更深的失調狀態。

克莉絲汀・娜芙（Kristin Neff）和克里斯・葛摩（Chris Germer）發展出簡單又迷人的同情心練習方法，在感受到苦惱的時候可以運用。這項練習的設計是幫助我們從自我批評轉向自我同情，回想感到苦惱的時候，並說出這三個短句[1]：

1. 我現在正在受苦。
2. 受苦是生命中的一部分。
3. 我可以對自己很好。

如果這些句子讓你感到療癒，可以將一隻手放在心臟上方，並改寫這些短句。

——探索——

神經系統的語言

現在，讓我們以這三個短句的本質出發，透過神經系統的角度來重新改寫。我的短句會像這樣：

1. 我的神經系統正處於生存反應。
2. 每個人都有處於保護狀態的時刻。
3. 我可以為當下帶來腹側迷走神經的能量

第一段陳述是對已進入失調的狀態有所了解，找出描述從連結移至保護狀態的文字。第二段陳述是對失調的普遍經驗有所了解。哪種說法可以為你傳達這種訊息？而第三段陳述是帶來腹側迷走神經重新連結的時刻及微時刻（關鍵決策點）。對此你有什麼看法？

現在用你的三個短句，回想苦惱的時刻，開始感受到戰或逃的能量時刻，或者從連結被拉往崩潰的時刻。讓生存能量進入系統中，並在心中默念你的三個短句。短句是否能幫助你找回調節狀態，並能開始產生自我同情？如有必要，改寫你的短句，直到找到和自我同情產生連結的句子。

藉由注意自律神經失調的某些時刻或微時刻，並對其產生自我同情，我們就會進入傾聽的過程。記者及寫作老師布倫達・尤蘭（Brenda Ueland）曾說過，傾聽是「神奇而有吸引力的，是一股創造的力量[2]」。傾聽自律神經系統就好比這種經驗，一旦開始進行，就會出現力量讓我們持續下去，好看見傾聽會引領我們至何處。雖然傾聽神經系統肯定是陌生經驗，當我們停泊在腹側調節，會體驗到這種陌生是有趣，而非危險的線索。傾聽自律神經會引領我們帶著創意尋找適合自己神經系統的塑形做法。

參與與神經系統為友的時刻，並學會傾聽，會改變看待自己的經驗，以及整個世界的方式。身體塑造了各種時刻，並告訴我們如何在世界中航行。當了解自律神經回應的模式，就會開始以嶄新的方式了解自己及他人。

很多時候，我們都是在無意識的情況下，持續進行自律流狀態的轉換。神經系統在背景中可靠地進行工作，增加或減少能量以符合當下的需求。先停一會兒並傾聽內在的聲音，將一隻手放在心臟上方並和心跳連結，另一隻手放在胸口、腹部、側邊肋骨、下背部或鼻孔下方並尋找呼吸。調整這些自主引導的節律，花點時間注意每個心跳、吸氣及吐氣，感受它需要多少能量和專注力。如果我們真的須要思考這些自律神經的功能，我們所有的注意力都會集中在身體上。自律神經系統的自主性讓我們可以參與其他事物，像是創造、想像，以及和世界上其他人有所連結。

當自律神經系統在無須我們傾聽或關注下運作，學習如何在自律狀態進行調整是一項重要的技巧。我們通常有想法或感受，並在不知道這些反應從何而來的情況下採取行動。回想過去，當你抱持不知道從何而來的信念，也許會發現你自認為「我是失敗者」「我格格不入」或「我是受到祝福的」。回想過去當你陷入一種無法理解原因的感受，雖然你和一群快樂的人在一起，但你可能會回想起悲傷的感覺；或者某天早上醒來感覺很興奮，即便那天只是一個普通的日子。去尋找出乎意料之外的感受，然後回想過去你在不自覺情況下採取的特定行為，也許會發現自己對無法理解的狀況有著激烈反應，或者在不經思考的情況下就直接採取行動。

我們仰賴自律神經系統引導及保護我們，想要身體能調節呼吸和心律，啟動能量和恢復平靜，並帶來想法、感受或做出行為，讓我們以恰到好處的方式走向或離開人群、地方及經驗，以適應當下的情況。我們也想要能試圖關注和傾聽。傾聽是一種自律（autonomic）意識的行為，也是學習如何調節系統的基本要素。有了這種意識就能有所理解，而理解會帶來選擇。

梅里安-韋伯斯特（Merriam-Webster）線上字典對傾聽的定義是「以合理的注意聆聽

某件事情[3]」。當我們學會傾聽自律意識，傾聽系統將我們帶往何處，我們會須要對基本要素有合理的注意。當我們有了意識後，通常會感受到評斷和自我批評。我們進而製造意義，忘記身體不是設計用來激勵或製造道德意義，而只是單純地回應。比起將我們的意念放在自律的行動上，我們更要記得自己的行為、感受，及信念都來自於自律狀態，而自律神經系統正是為了我們的生存而存在。

這個挑戰是學會明白並接納（轉向）你的神經系統。對經驗懷抱好奇跟同情心，並在自律神經系統帶領下，於進行探索時避免評斷和自我批評。我用來接納（轉向）神經系統的短句如下：

「身體想要傳遞給我一項訊息」

「我的工作就是傾聽」

「我可以欣賞、接納（轉向）並傾聽而無須製造意義」

在傾聽的過程中，可以對自己說什麼話，以產生出好奇心及自我同情？你會知道，當找到適當的用語，自律神經系統會說：「不是你的大腦說是，而是你的身體」。自律神經系統在我們接近、避免並感受矛盾的經驗中扮演一個很重要的角色。每個自律狀態都在我們如何說可以、不行或者也許的情況中擔任一角，知道在這些經驗中出現的許多不同方法，並能夠分辨哪種狀態在傳遞這項訊息，是不可或缺的技巧。

參與與與神經系統為友的時刻，並學會傾聽，會改變看待自己的經驗，以及整個世界的方式。

——探索——

說可以、不行，以及也許的自律經驗

從探索說不行的不同特性開始，當被交感系統所驅使，而動員來自戰或逃的能量，你該如何說不？當處於背側崩潰狀態，不再關心所發生之事，說不行又有哪些特性？而當你停泊在腹側調節的狀態，並從安全狀態中設定界限，又是怎樣的經驗？

現在回想不確定的事物，自律神經系統如何對你展現矛盾的回應？在你的狀態發出訊息的時候做一些實驗，探索你負荷太多能量、被恐懼或焦慮所驅使，而無法下決定的時候的說話方

式。感受當你可能出現能量耗竭而感覺無助，甚至無法處理問題的滋味。在你感覺安全而可以說出類似開啟可能性的話語，找出這種矛盾的調節經驗。

最後轉移至你會說出可以的事物。自律神經系統會如何對你展現出來？當某人表達需求，而你沒有其他選擇只能同意，說「可以」聽起來，或感覺起來又是怎樣的？當處在絕望的境地，沒有能量可以關注所發生的事情，說「可以」又會發生什麼事？以及當在安全的規律狀態，感覺對你的回應有所選擇，你會如何說「可以」？在你願意參與並有興趣向前邁進時，練習在腹側規調節態裡停泊時說「可以」的練習。

──探索──
在好奇心中停泊

了解系統傳遞給你有關「不行」「也許」，以及「可以」的嶄新方法後，下一步是將注意力轉往尋找可幫助你不斷說出「可以」的短句，並停泊在充滿好奇的傾聽狀態。我曾用過的短句是「我準備好要試試看了」。進行文字探索直到找出可支持自己說「可以」的文字，以便調整探索及傾聽神經系統的過程。探索傾聽的嶄新方式時，運用你的說法以停泊在好奇心當中，並同時遠離評斷。

將專注力放在你現在所處的位置。你現在正處於什麼狀態？回想第二章裡，當頭一次探索腹側、交感及背側狀態的特性：腹側感受到安全、連結、秩序及豐富的資源；被動員能量淹沒的交感神經，可將你從連結中帶往戰或逃的狀態；背側是崩潰、麻木及消失的狀態。運用這些標誌來辨識現在的處境。什麼是活著的狀態？可以運用這種新創的說法來協助自己停泊在好奇心中，好讓可以安全地進行內在之旅，同時注意狀態的變化。

當開始對這種傾聽的方式感到自在，將這種當下時刻的練習延伸到不久前的過去。首先，回想過去五分鐘，看自律神經系統會將你帶往何處。你遇見何種狀態？重點是單純地調整並傾聽，不要被拉往去製造意義。練習過後，你可能決定將反應延伸至十五分鐘前或更久。當你習到這種反應的技巧後，可能不想在白天進行這項練習，並定期傾聽，或者在一天結束時找時間進行反思。練習沒有訣竅，而工作的定義是神經系統說可以的時間。

然而在傾聽的時候，這項探索是在經歷一整天活動後，與自律狀態連結並帶來意識的一種方式。

這是學習傾聽的基礎。當調整並帶入意識，你可以開始探索下列這些問題：這是我熟悉的地方嗎？你是否發現一個你不常造訪的狀態？你是否看見熟知的模式，或者是否出現有趣的新模式？記住，這是收集資訊，不是製造意義的經驗。花時間反思和在日記中記錄學到的事物。

探索

由外而內、由內而外

在完成了對如何以自我同情與好奇心傾聽的初始探索後，我們可以設想兩種不同的傾聽方式：由內而外以及由外而內。對許多人來說，一開始使用由外而內會比由內而外簡單，你可以利用下列問題，開始由外而內的傾聽方式：

我現在在哪裡？（對自己進行時間與空間的定位）

環境中發生些什麼事？

誰在我旁邊？

我現在在做什麼？

哪種狀態已經開始啟動？

注意這些問題是設計來引發好奇心，辨識具體的外在經驗，並引導分辨自身的自律狀態。

利用這五個問題來進行由外而內的傾聽方式。

由內而外的傾聽方式與連結的方式一樣重要，並且如同由外而內的傾聽方式，當探索這種傾聽方式，是為了停留在好奇而無須製造意義的目標裡。

我正在感覺身體的哪一個部位？

能量正移動到哪裡？

哪裡的能量沒有在移動？

我是否覺得充實？

我是否覺得空虛？

現在有哪種狀態正在活躍？

和第一項清單有異曲同工之妙，這些問題也是設計用來引發好奇心，但這次則藉由替內在經驗帶來專注力，以支持與自律狀態的連結。

為替本章做個結尾，讓我們再一次傾聽神經系統的訊息。想像你是一位自律探索者，正在學習你的系統。在這裡暫停一下，踏出圍繞在周邊的活動能量流，進入並與你內在自律活動的連結。你可能比喻為邁出了內在連結的那一步，或者可能想要真正的踏出周遭世界的能量流，進入帶來你所需安靜的空間，以向內轉及傾聽。將任何製造意義的需求拋諸腦後，並抵達單純地對自律神經系統運作感到好奇的境界。

在那個境界停留一會兒，記住，我們只是以體貼、關注的方式傾聽，感受一下哪種自律能量正在萌發？神經系統正在傳遞何種訊息？以好奇心調整並接納這些訊息，並以不評斷的方式傾聽。當聽到神經系統想要你知道的事情，回到當下的時刻以及外在的意識，讓你的自律神經系統和自己連結。記住，這個內在連結是唾手可得的，所以我們可以嘗試進行持續性的接納和傾聽。

神經系統會說自己的語言，我們須要了解這種語言才能傾聽。要能流利運用這種語言需要時間與練習。當我們進入與好奇心對話的過程，就會開始和意識表層下能量有所連結，聆聽到塑造我們每一天的自律故事。

Chapter 4
渴望連結

我之所以成為人，
是因為我屬於整體、屬於社會、屬於國家、屬於部落、也屬於地球。
屠圖大主教
《尊嚴》（*Dignity*）前言

我們來到這世上是為了與他人連結，隨著我們的第一次呼吸，便開始了終身的探索，在我們的身體、周遭環境及和他人之間的關係裡尋求安全感。如同我的同事史蒂芬・波格斯一直告訴我的，我們不只是渴望感受到安全，而是在他人的臂膀中感受到安全。共同調節之所以被稱做生理需求，是因為沒有它，就無法生存。我們生來就須要能夠受到他人的喜愛，而這個重要的需求會持續一生。演化生物學家費奧多西・多布然斯基（Theodosius Dobzhansky）在他的書《人類進化中》（暫譯，*Mankind Evolv-ing*）中寫道：「適應最良好的生物也是最溫柔的生物，因為生存通常須要彼此幫助及共同合作[1]。」

生活在孤兒院，或者在沒有能預測安全的成人的家庭中長大的兒童故事說明，當基本生存需求得到滿足，但沒有與另一個人的安全和可預測的連結感會發生什麼事。在沒有這些連結時，我們會更難調節情緒、產生低自尊，並難以創造持續而健康的關係。然而我們可能會放棄主動尋求可連結的人們，但神經系統卻從未放棄尋求，它等待也渴望連結。直到我們死去的那一刻，我們都渴望安全、可依賴的連結。共同調節是至關重大的，原本是為生存所需，但最後則是為了過上幸福的人生。

為符合我們對連結的需求，不一定需要平衡的關係，但需要能互惠的關係。事實上，當感受到連結、經歷關係的撕裂，並找到修復之路，就會從關係中復原。只有在關係沒有修復之下發生撕裂，我們對連結的渴望才會使我們受苦。互惠、撕裂及修復的循環是健康關係的本質[2]。

我們生來就是要與人連結，想要連結並等待連結，然而卻經常在連結中感受不到連結、不被了解、不受歡迎以及沒有安全感。史伯恩・費雪（Sebern Fisher）是神經回饋的指標專家（leading expert），他說當我們失去和安全且可預測共同調節之人的相處經驗，也就是他稱之為「組織他人」的經驗時，我們的神經系統就會感到錯愕[3]。在一種體現的層次上，我們會在與規律、安全及受到他人歡迎的連結時刻中受到滋養，並在沒有這些足夠經驗時受到打擊。

缺乏連結會帶給健康帶來不好的後果，並不斷製造每天受苦的經驗。對缺乏連結後遺症的研究中顯示，當我們感到寂寞，產生身體疾病及心理不適的風險更高。我們的免疫功能會受到影響，而發炎指數升高並導致罹患癌症、心臟病、及糖尿病的風險更高。我們因持續的焦慮或憂鬱狀態而受苦，當我們年紀越大，這些風險越會增加[4]。有趣的是，研究顯示，我們是對寂寞的感受而導致這些風險的產生，而非因實際的狀況[5]。我們可以被人們圍繞並感受到連結，或者被人們圍繞卻感到寂寞。

回想過去當和他人共處而感受到失去連結的時刻，以及當和其他人共處而感受到連結的時刻。

這兩種經驗都很常見，第一種會帶領你進入戰或逃反應，或者背側關機及崩潰的狀態。而第二種則幫助你感受到停泊在腹側安全、有連結的狀態中。

社會性互動系統

我們的身體會逐漸形成為包含我們所知的社會性互動系統。當構成腹側迷走神經的要素加入，五種迴路會進入腦幹中的連結，而社會性互動系統便會誕生。腹側迷走神經至心臟的路徑，有著控制我們眼睛、耳朵、聲音，以及轉動頭部的神經，讓社會性互動系統成為真正的臉部──心臟連結。

為了定位社會性互動系統，一開始要先把手放在頭骨底部，也就是在腦幹與脊椎交錯的位置上，這是社會性互動系統的樞紐。現在，將一隻手放在臉部外側，另一隻手放在心臟，想像能量在你雙手間移動，在臉部與心臟間流動，再從心臟回到臉部。正是透過臉部──心臟的連結，讓我們傾聽歡迎的聲音，尋找友善的臉孔，並轉身及傾斜我們的頭部以尋找安全。在微時刻中，透過我們的眼睛、耳朵、聲音及頭部動作，我們的社會性互動系統會放大與某人連結的邀請，或警告他們應保持距離。除了傳遞歡迎或警告的訊息，社會性互動系統會去也尋找他人釋放的訊息，好讓我們知道與他人連結是否為安全的。

> **共同調節是至關重大的，原本是為生存所需，但最後則是為了過上幸福的人生。**

探索
社會性互動系統的元素

從眼睛開始，我們可以一個個探索社會性互動系統的元素。在眼睛四周有一個稱作眼輪匝肌的肌肉。這種肌肉會打開或關閉我們的眼瞼，並使我們產生魚尾紋、眼睛周遭的皺紋，這些也是自律故事的一部分。臉部上方三方之一的部分，是自律神經系統首先分辨誰是朋友、誰又是敵人的部位。

我們的眼睛一天通常會轉動很多次，有時候會注視或怒視著對方，有時則會顯現溫暖、邀請的凝視。讓我們進行三種表情的實驗，從凝視開始，發送一個強烈的、集中的，帶有一絲凝重的目光。當以清楚的意念傳送一項訊息，可能會感受到眼睛從眼窩向外伸了出來。現在轉換成更中性的表情。這一種是較不強烈及專注的行為，可能會感受到眼睛稍微收回到眼窩裡面。這種表情不會帶有太多資訊，而且在試圖評估危險及安全狀態時，可能會讓他人感到困惑。最後，以凝視作結，送出一個溫柔、溫暖的表情。在延伸一個連結的邀請，並傳遞安全的訊息時，感受眼睛輕鬆地在眼窩裡休息。我們每天都很自然地在這些微妙的表情中進行多次的轉換。如果沒有背景這一重要因素（見第一章），會靠過去的經驗來過濾、收到的眼神，以決定走向或遠離聯結。

安全及危險的聲音

耳朵是社會性互動系統中另一項重要的部位，當感受到安全與調節，聽覺會接收人類聲音的頻率，而我們會為了友誼的聲音而傾聽。當開始感受到焦慮或不安，會特別聆聽危險的聲音，以及捕食者的位置，以便保持安全。低頻率的聲音通常會帶來逃跑或崩潰反應，而高頻率聲音則會引起我們的注意，因為人們會想要找出錯誤的源頭。透過傾聽不同聲音，可以探索對聲音的自律反應，並注意自己是否被拉往連結的慾望，是想要接近或離開並斷開連結。

我們周遭的環境充斥著聲音，並製造出音景[6]。花點時間接收自己的音景。你周遭出現了哪些聲音？傾聽的時候，讓意識由第一層的聲音往下至接收不同聲音，以製造出屬於你的音景。在每天的活動中，開始注意起周遭的音景，以及神經系統回應的方式。我在海邊找到的音景會讓我感受到溫暖。有哪些音景正邀請你加入？

我們的音景充滿了特殊的聲音，稱作聲痕[7]。有些聲痕幫助我們停泊在規律中，而其他則引發我們進入動員或關機的狀態。對我來說，海浪和大海的聲音會讓我停泊在腹側迷走神經中，而對其他人來說，同樣的聲痕可能會開啟進入戰或逃的同情機制，或者導致背側迷走神經關機。在不同環境中接收聲痕，哪一種令你愉悅？哪一種則會帶給你溫暖？想像音景可幫以助你停泊在腹側迷走神經，並注意這些聲痕對你來說很重要。當我們可以辨識聲痕，它會幫助我們停泊在安全及規律狀態中，便可開始塑造我們的音景，好使自律神經受到滋養。

韻律這個字是用來描述聲音的音調變化及節奏，韻律可以被視為我們聲音的音樂，透過我們的語氣，以及說話的聲音起伏，傳遞出我們的潛在意念。神經系統在它接收任何訊息時，會傾聽這種語調。當聽見警告的語氣，我們會注意危險的線索而失去言語的意涵。在尋求這些言語的意涵時，會先傾聽言語的聲音。

除了言語，我們通常會透過非語言的聲音，亦即發音（vocal burst）*進行溝通。這些聲音就好比我們每天對話時會使用到的「嗯」「哼」以及「哦」和「喔」。

突發音是大家都知道的聲音，它們被視為可超越文化甚至物種（在我們與寵物說話的時候，我們會使用這些聲音）的聲音。我們無須言語便可清楚地進行溝通，在不知道要說些什麼的時候，請記住，我們可以使用突發音，並仰賴其傳遞我們的意念給其他人[8]。

頭部動作的訊息

最後要來討論轉動及傾斜頭部的方式。頭部稍微轉動及傾斜是安全的訊號。你可以觀察在說話時，保持頭部擺正不動，以及說話時讓頭部自然擺動時會發生什麼事。這個動作看起來似乎很簡單且不重要，但其實，當在轉動並傾斜頭部，便是在傳遞安全而有意義的訊息。

連結的路徑

我們會因與對自己、他人、世界及靈魂來說重要的連結而受到滋養，這些連結深植在神經系統當中。當停泊在腹側安全而規律的狀態中，便是為連結做好了準備。當離開停泊在腹側迷走神經的狀態，也會失去連結的能力。這四種連結（自己、他人、世界及靈魂）對幸福來說都非常重要。我們對連結的組合有個人需求，而這可幫助我們受到滋養，以及在利用各種路徑的方式上有所幫助。相較於我們曾經解決過的平衡問題，這個比例總是在改變。我們的工作是在接收並知道今天、這禮拜或甚至此刻需要什麼，我們不只是須要傾聽大腦告訴我們需要些什麼，或是周遭的人們認為我們需要些什麼，以至於我們的神經系統需要些什麼。停泊在腹側迷走神經安全且規律的狀態中，便可培育好奇心，並維持連結。

探索

四種連結

與自我連結

當我們與內在連結，會發生什麼事？詩人魯米（Rumi）在他的詩作《賓客之屋》（暫譯，

*編註：除了言語，人類還會使用豐富的非語言發聲來表達情感。例如笑聲、尖叫聲、嘆息等等。

The Guest Huse）中寫道：「生而為人就像一間賓客之屋。」華特惠特曼（Walt Whitman）在他的詩《給自己的詩第五十一首》（暫譯，*Song of Myself, 51*）中寫道：「我遼闊博大，我包羅萬象。」由理查・史瓦茲（Richard Schwartz）創設的內在家族系統（The Internal Family Systems）療法提醒我們，我們都處在一個正常的多樣性之中，是一個整合的系統，時而合而為一，時而為數眾多。我們各自都占據了系統的一部分。

事實上，這種搖擺不定很常發生在日常生活中，「有一部分的我想要出去見朋友，而另一部分的我又想要待在家裡」「有一部分的我很擔心寫這本書，而另一部分的我，對於能分享多重迷走神經的熱情感到很興奮」。當停泊在腹側迷走神經的調節能量，接下來的句子可以協助我們感受到連結的內在感受。試著填寫這個句子，看看你會找到何種內在連結：「有一部分的我……而另一部分的我……。」

反射練習加強了我們的自我連結，本書帶領你體會與許多自律經驗相處的滋味，是連結的方式。除了持續的意念練習，只要在白天中暫停一下，花點時間和你自己相處，短暫地反思與傾聽，就能建立連結的路徑。

與他人連結

如果你想要感受甦醒的社會性互動系統，可以將一隻手放在心臟上方，另一隻手放在臉頰上，以找出臉部——心臟連結的路徑。面對世界並感受你與他人連結的方式。思考你互動的方式，可能會以透過簡訊、電子郵件、手機或視訊會議的方式進行遠端連結，或是會透過既定的行程表或即時的邀請而有個人的連結，更不用說在工作、遊戲、家中與家人及朋友數不清的連結方式。

當思考自己進入連結的方式，首先要想到能運作的有哪些，誰是生命中可以感受到連結的人？為促進這種連結，你們會在一起做什麼事？然後探索可能想要嘗試的事情，誰會是你想要邀請進入連結的人？為了探索且製造新的連結，又會做些什麼？

與世界的連結

我們藉由待在自己的空間和感受在家的方式來與世界連結。當體會過不在家的感覺，就會知道自己已回到家。透過神經系統來體會這兩種感受，就能對比及認識我們現在身在何處。

當在傾聽神經系統時，可以欣賞這三個故事。我們可以聽見一個藉由腹側安全連結狀態而回到家的故事，以及兩個離家的故事。一則離開家的故事會啟動背側神經的崩潰狀態，並讓人感覺自己是流浪漢，在陌生的土地上永遠迷失。另一則離開家的故事來自強烈的交感動員狀態，會啟動絕望地尋找回家之路的感受。回到家的故事是一種安全與連結的狀態，由調節神經系統的能量流所引導。這個故事是歸屬感的一種，我的朋友蓋瑞・懷特（Gary Whited）所寫的詩《家的催促》（暫譯，*This urge for Here*）對我來說是一個回到家的故事：

壁爐旁睡著的狗
紅衣主教的呼喚
屋外後方的楓樹
碰觸到木質地板
光著腳丫
茶的香味……
強烈的慾望更為加深
讓我留在此處

花時間反思並傾聽這三則故事，觀察神經系統如何傳遞給你失落的感受，讓你無法找到回家的路？當你瘋狂地尋找回家的路，發生了什麼事？以及回到家的親身體驗是什麼？花一些時間了解這種經驗的不同面向——回到家或離開家的感受。探索身體中的感受及伴隨這些感受而來的話語，以及你被這些經驗驅使的行動為何？

無論我們在世界上的哪個地方，都可以帶著回到家的感覺行事。其中一則讓我感受到回到家的故事，單純只是每天喝咖啡並和一位朋友傳早安訊息的例行公事。我們住在這塊土地的哪個地方，或者我們是否要旅行到不同時區才能見面並不重要，我知道她會在早上喝咖啡的時候讀我的訊息，就像我會讀她的訊息一樣。透過這個簡單的例行公事，感受到共同調節跨越時間與空間的可預測性，而這帶給我一種回到家的感受。你體驗回到家最簡單的方式是什麼？在回想自己熟悉的例行公事時，是否有一項例行公事承著載回家的故事。

除了每天回到家的故事，我認為還有一個更廣泛的經驗，即我們的靈魂有家的感覺。

當我離開大海太久，會有深沉而持續的自律性疼痛。我知道必須找到回去大海的路，而其他人則是在森林、群山、沙漠，或者在草原的家中找到他們的靈魂。世上有各式各樣我們稱為家的環境，有哪種環境會帶給你靈魂家的感受？你對那種回到家的體驗有何感想？

和靈魂的連結

當我和自己、他人以及世界的連結相當穩定，我發現自己會持續展開和靈魂的連結。幾年前我經歷了絕望的時刻，我沒有選擇的餘地且需要幫助，在那個當下，我向宇宙請求指引。我不是一個有宗教信仰的人，但那時發生的事卻令我感到驚訝，聖母瑪利亞在我的右肩膀顯靈，我可以看見她、感受到她的存在，我的心中充滿著敬畏之心。感受到她真實的出現又消失後，這股能量就一直伴隨著我，讓我體會到其實我並不寂寞。靈魂的連結對你來說有什麼樣的感受？我們以許多方式進行連結，包含透過靈體、動物靈魂、能量體及與祖先的連結。邀請靈魂和你進行連結，不論它當下以何種形式出現。

我們已探索過的這四種連結路徑，是唯一能滋養神經系統的方法。可以把它當作是給自律神經油箱加油。我們須要知道自律油箱有多滿，所以要開始想像測量自律槽的景象。畫出測量表，並做出量是全滿、三分之一、一半、四分之一，或者空的記號，然後為每種測量數值命名，好符合你的經驗。我使用我車子裡汽油量的景象，並標示出量是全滿、加油中、夠多、快沒了或者已耗盡的記號。

—— 探索 ——

加滿自律神經油箱

現在你有景象及文字，接著，使用測量表去探索自律油箱有多滿。當你看著這四種自我、他人、世界及靈魂的路徑，哪個路徑會讓你感到很充足或者有所渴望？首先思考個別的連結方法，並確定你對各種方法的測量標準。哪種路徑是全滿、正在填滿，或者快要變成空的？現在反思你對自我、他人、世界及靈魂的連結，為充滿你的自律油箱，這些連結會如何共同運作？當你把這些路徑擺在一起，你的測量表在哪裡？哪種組合的方式是有用的，而你的系統現在需要哪種連結？花時間記錄對你來說值得了解及記憶的事物。

從寂寞到連結

保羅・聶魯達（Pablo Neruda）在《頌歌和爆破曲》（暫譯，*Ode and Burgeoning*）中寫道：「然而在分離城市中的一個個夜晚，會聚集成讓我們團結的夜晚」。在今天的世界中，我們似乎更專注於個體性，使得獨立性變得比連結來的更重要。我們須要記住能自我繁榮的能力，首先是建立在能安全連結的基礎上。即便我們從共同調節轉移成自我調節，我們仍從未失去和他人安全連結的需求。只要我們活著，共同調節和自我調節的時刻對幸福來說就至關重要。

我們需要共同調節才能在這個世界生存下去。在共同調節中獲得足夠的安全感後，我們就會學習如何自我調節。沒有安全共同調節的早期經驗，自我調節策略就會作為一種生存反應而產生。當我們看似過的很好，但內在經驗是由同情驅使恐懼，在生存狀態中建立行為模式時，就會在身體及心理上受苦。我們也許在世人眼中很成功，卻無法從自身的經驗中感受到滿足或喜悅。

思考你使用自我及共同調節的方式，如果在你的早期生命中有出現某人提供你安全的共同調節經驗，自我調節的能力就會來自共同調節的基礎。當在自己的世界中航行，會有提醒你是安全的，而世界可以是安全的，你可以仰賴別人，有可以關心的人以及可以進行連結的人。如果你在早期生命中失去這種安全、可預測以及共同調節的經驗，且尚未擁有足夠的經驗，更有可能從自律神經的生存狀態中進行調節。當你在這種位置瀏覽世界，你會認為得靠自己，不能依賴別人，必須自己做所有事。

史蒂芬・波格斯描述創傷就好比連結的慢性破壞，研究告訴我們連結的經驗，以及寂寞的經驗可以預測幸福程度、疾病以及死亡率。研究顯示，我們對連結及寂寞的感受會影響身體對病毒的反應、心臟健康、認知能力，以及我們能活多久。[9]約翰・T・卡喬鮑（John Cacioppo）為寂寞研究的先驅，他提醒我們人類是社會性的生物，本性是去分辨、互動，並與他人建立關係[10]。和他人連結就是在得到歸屬感和創造一個共同的安全感。歸屬感並不只是心理狀態，也是一種生理需求。社會連結是幸福生活中不可或缺的要素。

若想要探索連結經驗，有一種方法是利用加利福尼亞大學洛杉磯分校（UCLA）所提出的簡式寂寞量表[11]。在量表中有從來沒有、有的時候以及經常發生的選項，可協助你回答以下三個問題：

1. 你有多常覺得缺乏友誼？
2. 你有多常覺得被排除在外？
3. 你有多常覺得與他人有隔開？

現在幫你自己評分：從來沒有是1、有的時候是2、經常發生是3。全部分數從3分一直到9分，代表從最不寂寞到最寂寞的狀態。雖然我們不需要量表來告訴我們的神經系

> 只要我們活著，共同調節和自我調節的時刻對幸福來說就至關重要。

統知道些什麼，但數字是一種外部的驗證方式，通常可以對我們的經驗有重要的了解。

社會支持和社會連結是在幫助我們滿足日常生活的需求，我們指望社會支持以具體方式出現並幫助我們，使我們能夠管理日常生活。這些重要的連結是圍繞著服務的交流所形成，當我的先生在幾年前中風後，我和他都很感激社會支持讓我們的生活變得比較輕鬆。你反思你的日常生活，誰是你的社會支持者？

另一方面，社會連結來自我們生命中所認識的人們，他們會以更深入的方式了解我們。當我們感到苦惱，會需要某人安靜地坐在身旁，了解我們的需要，時而責備我們，並在生命很美好的時候一同慶祝。有社會連結的關係是充滿著互惠的關係，在社會連結下，我們會給予和得到、提供和接受。這是一種關係的韻律。反思你的關係，誰提供了這種類型的社會連結？而你又從誰感受到共同調節，以及安全而可預測的連結？

有足夠的社會連結經驗，以及持續、可預測的共惠及共同調節的機會時，我們可以創造自我調節的基礎，並在無法取得共同調節的經驗時支持我們。

獨處

與寂寞不同的是，獨處是調節而滋養我們的經驗，獨處時會讓感受到平靜。《沉默之路》（暫譯。*The Way of Silence*）的作者大衛・斯坦德爾・拉斯特（David Steind-Rast），一位本篤會修士及受人喜愛的導師，教導人如何滿懷感恩地生活。他提醒我們，在有強烈團結的連結中，當我們獨自一人，我們可以獨處而不寂寞。

> 有時，當我們獨處，會發現自己並非不喜歡獨處的感覺，而是在那個當下，我們真的很孤單，但其實，我們與所有人事物都是緊密相連的。無論我們是否在（我們的房間）獨自一人，或者與樹木、石頭、雲朵、流水、群星、風或者任何事物為伴的時候，會感覺心不斷擴展，像是我們的存在在擴大以擁抱一切，障礙有某種方式破壞或瓦解了障礙，讓我們與所有人合而為一。當我真正感到孤獨，我與所有人合而為一[12]。

在沒有足夠的共同調節經驗下，我們無法在獨處中受到滋養。對連結的渴望沒得到滿足，會促使我們拚命尋求連結，或驅使我們陷入絕望和斷開連結。你在日常生活中是否有共同調節的經驗，足以讓你體會到孤獨的美好？

探索
獨處或寂寞

重要的是能夠分辨何時品味獨處，以及進入寂寞狀態的時刻。有哪些跡象代表你從獨處中的平靜轉變為感到孤單與寂寞？我開始感到有點模糊，失去與周遭環境的連結，以及想法開始從平靜轉為擔憂的時候，我知道我開始從獨處轉變為了寂寞。

花一點時間探索在你開始遠離獨處的安全感時會發生什麼事情。感受身體感官告訴你開始轉換的方式，傾聽自己的想法並辨識哪些想法會指向遠離平靜而進入寂寞的狀態。有意識的去感受並注意當它們開始從腹側迷走神經安全而連結的生存狀態，轉移至交感神經恐懼或背側迷走神經絕望的狀態。

了解在獨處與寂寞之間的路徑，製造平衡的經驗以滿足你與他人連結的需求，以及支持你細細品味獨處時刻的能力。

從我們呼吸的第一口氣到最後一口氣，一生都在尋求連結。我們是社會性的生物，有與他人連結及共同調節的生理需求。當我們滿足了這個需求，就可以向內延伸，與經驗進行連結，並開始自我調節。從自我調節及共同調節的安全平台中，我們就能夠與周遭的世界以及精神相連結，以引領我向前。

Chapter 5

神經覺：你神經系統的直覺

如果我們能更關注，
每個人都會有更好的嚮導。

珍・奧斯丁
《曼斯菲爾德莊園》

我們在第一章提到了神經覺是多重迷走神經的構成要素之一，接著來探索有關神經覺更多的細節，包括神經覺是什麼？以及它如何運作。

直覺是我們能夠無須經過思考或藉由事實來了解的能力。我們可將神經覺視為自律直覺。因為自律神經系統是一種在意識之外、大腦思考層次下運作的系統，所以神經覺的認知理解方式與我們想的截然不同。透過神經感知的過程，神經系統會傾聽我們在具體事件、環境和關係上的經驗發生了什麼事，尋找安全及危險的線索，並以關機、動員行動，以及停泊在規律中回應。當我們傾向運用有智慧而美好的大腦來下決定，事實上，在資訊達到大腦前，自律神經系統早就已經採取行動了。

在沒有意識的情況下，神經覺就在背景為我們的生存服務，並塑造我們的一天。當有神經覺的洞察力，才能夠獲得洞察力。藉由在神經覺自律過程中加入洞察力，就不再只是單純地處於狀態中。我們現在能夠與之共處，並觀察深思這種體驗。百分之八十的訊息是來自腹側路徑的能量，從身體一直到大腦，也就是傳入路徑之間流動其餘百分之二十的訊息則是從大腦回到身體，就是我們所稱的傳出路徑（簡單記憶的方式是這兩個名詞：傳入抵達及傳出離開）。大腦將從身體所接收的訊息轉化為故事，好釐清身體發生了什麼事。當我們將洞察力帶進神經覺中，並將意識帶往三種自律資訊流（具體的、環境及關係），我們會邀請身體及大腦共同運作。藉此，將不只是成為故事的傾聽者，甚至會成為故事的編輯及作家。

神經系統透過神經覺在我們每天的活動中傾聽、持續分析風險並回應生存的服務。我們意識到回應首先是出現身體層面，然後與出現的故事連結。有時候影響並不明顯，只為內在所體會而且只有我們自己知道。我們感受到呼吸及心律的轉換、消化的改變，以及喉嚨出現不一樣的感受。我們的想法開始形成一個故事，這個內在經驗通常伴隨著一股想要行動的衝動。而其他時候，世界看得到我們的回應，我們對他人展現的臉部表情、聲音的語調、姿勢及手勢正是我們的感受。我們會心口一致，而隱藏在內心想要行動的衝動開始活躍時，也能從我們的行為中看見。

自律神經系統常會以一種方式運作，幫助我們成功管理經驗。舉例來說，我在享受林中散步時會停泊在規律中，但在路上看見蛇的時候開始有所行動。神經覺的反應會與當下發生的事相匹配，準確回答「我安全嗎？」這個問題。我們也可能在沒有實際危險時，有所警覺而高度警惕。我在接聽手機，或確實意識到每個聲響時會感到高度焦慮，要知道聲音是從哪裡來的。或者我們可以在遲鈍而沒有意識的狀態中體驗世界，譬如我在走路時總是漫不經心地撞到東西，或者當有人和我打招呼，我卻叫不出對方的名字，當這些警覺或無意識的經驗發生，可以說，我們的神經系統並沒有正確地關注安全的問題，而是以不適當的方式在運作。

有時候我們會忽略或否決我們的神經覺。你是否能回想起當神經覺傳遞給你一個訊息，而卻不加以傾聽的時刻?也許你不願意接受一個邀請，或者無論如何都要接受這個邀請，或者有時傾聽了卻沒有依照指示去做。也許在你心裡，覺得不應該同意進行一個專案，並將其視為蠢事而拒絕。當我們不加以傾聽，或者雖傾聽卻刪減了訊息，之後常會感到後悔。回想過去就會知道，自律神經系統正在釋出重要的訊息，而在那個當下，我們無法或準備接收這個訊息，並為幸福做打算。

童年時期是開始學習如何接收與關閉的時期，我們被教導要傾聽並順從所聽到的指示，或者忽略及踐踏神經覺所傳遞的訊息。我們可能在被要求要聽話的家庭中長大，但自己覺得不太好、不太對勁也忽略神經覺告訴我們的訊息。在這樣的環境中，被訓練得不去傾聽，也不夠專心，或者可能在生命的早期受到別人的幫助，在做決定時關注並接納我們的感受。周遭的人教導我們把這個世界看成是美好的，並談論我們所看見的事物。在這種環境下，就會學到內在經驗是重要資訊。

探索

塑造神經覺

花一點時間反思自身經驗，你是否被教導要忽略或尊重你的神經覺？從「在我的家裡」這個句子開始造句，思考在家中成長所學到的事物，並完成剩下的句子。如果你被教導要關注神經覺，你可能會說：「在我的家裡，說出我的感受是安全的。」如果你曾被教導要忽略自己的神經覺，句子可能會是：「在我的家裡，家人會假裝什麼事情都沒有發生，如果沒有感覺會更安全。」寫下一些句子，好了解你的家庭是如何塑造使用神經覺的方法，以便指引日常生活。

重拾傾聽的力量並學習調節神經系統的智慧，是過上幸福生活的一部分。為此，我們回顧過去並觀看現在。利用同樣的句子，把代表我們從成長中學到的「我的」改為「這個」，代表我們現在生活的方式。這些新的句子讓我們有機會審視連接內在智慧的支持方式是否得到現

> 重拾傾聽的力量並學習調節神經系統的智慧，是過上幸福生活的一部分。

今生活中們的支持。

如果你認為家庭中重視神經覺，以及其所發送的象徵、環境及關係資訊的連結，請寫下「在這個家庭裡……」的句子，好清楚描述它如何運作。你的句子將使你意識到在調整中得到支持的方式，並提醒你要持續傾聽。如果身邊周遭的人不鼓勵傾聽神經覺，寫下可描述出你想創造的價值觀句子。這些句子將有助承諾提醒你要在生活中做出創建，好遵循神經系統的智慧。

沒有意識到神經系統引導我們的方法，和決定推翻神經系統所指向的方向是有區別的。有時候，即使神經覺釋出危險的線索，也必須體驗。例如須要追蹤一個醫療問題，須要和同事一起面對工作問題，或須要對一段友誼設下界線。當我們保持關注而非轉身離開，就可以了解危險的線索，尋找減少危險的方法，並做出關乎目的性抉擇，朝著雖然可怕但必要的方向前行。

最近我的心臟出了點問題，須要進行監測。這使得我平常可靠的腹側停泊練習受到神經覺改變所影響。如大多數人一般，當面臨健康挑戰，神經覺是不安全的。有許多練習可以幫助我停泊在規律中，包括將手放在我的心臟上方，所以我經常會留意自己的醫療狀況。現在，我的神經覺啟動了危險的線索，而不是令人安心的安全提示，我因而被拉往焦慮當中。曾經舒緩的練習現在則成了更複雜的練習。當我碰觸到心臟位置，開始擔心自己心律。我發現可以藉由感受自己心跳而減少危險的神經覺後，我開始想像我的瓣膜正在運作，然後我所熟悉的撫摸心臟練習又再度幫助我停泊在腹側的安全之中。

圍繞健康所產生的危險的神經覺，也挑戰了繼續進行試驗和治療的能力。單只是想到要預約門診就會帶來危險的暗示，讓我很快被拉往交感神經裡「逃」的狀態，而存活反應的強度則讓我更難採取行動。了解真實的醫療挑戰以及治療的風險，能讓我接受並釐清危險的線索，列出可遵循的步驟清單，在需要幫助的時候一步步往前走。和曾接受相同治療的人們聊天，使我在過程中不感到孤單。雖然無法完全解決危險的神經覺，但我找出了和神經系統共同運作的方法。

探索

已然安全

生命中本來就會有讓我們感到害怕的事情，但我們仍想要或須要參與其中。這可能是你一直在利用的資源，但現在卻變得複雜，或者是須要解決的困難狀況。首先確認想要探索的經驗，收集前進需要的資訊，轉向這種經驗並傾聽危險的線索，花時間傾聽神經系統想讓你知道的事情。傾聽過後，要如何將所聽到的與須要進行以帶來安全的事情連結在一起？如果你正運用一項資源，試試看可以採取哪些步驟來減少危險的線索，並重新連結實踐的調節作用。如果正探索一個困難的狀況，請注意並為危險的線索命名，以使將其變得更緩和，讓共同合作的計畫變得可行。尋找早已存在安全的線索，或者可以導入這個線索。發現須要發生的事情，好讓你可以尊重生存回應，以與神經系統合作，採取接下來的步驟。

接收

我們可以把神經覺視為具體的監控系統，可從意識表層底下的位置放大重要資訊。當和這個資訊系統連結，就可以使用這些訊息為我們的決定提供參考。當處於接收狀態，你在身體的哪一部分找到監測系統？我們經常會想到直覺，許多人確實在他們的直覺中感受到這種本能，或者我喜歡把它當作是自律神經直覺，但你可能會在另一個地方找到你的直覺。用一隻手碰觸那個部位或將注意力轉移到那裡。注意當把意識帶到無意識的體驗，會發生什麼變化。

現在你已和體感監測系統有所連結，接著尋找是否有可以代表它的影像？人們通常會使用燈塔裡的信標燈、站在瞭望塔上的守衛、準備好隨時要回應的溫柔看門狗，以及會改變顏色的光球這些景象。觀察內在的監控系統是什麼樣子，將注意力集中在體內的位置，形塑一個影像，並等待它的出現。對將要出現的事物保持開放的心態，你會驚訝於內在影像的創造力。花點時間了解它如何運作、追蹤每時每刻的安全和危險線索？

當了解神經覺如何運作，接收資訊流可以是有趣或者有點嚇人的事情，因為它總是在我們認知的意識底下流動。我們習慣專注在自己的想法、感受與行為上，但卻不習慣對表層底下，或者對自律神經系統正在傾聽所發現的事情感到好奇。為支持這種傾聽的嶄新方式，首先要創造一個容易運行的路徑，讓我們能與激發體驗的原始線索進行連結。

探索

建立資訊路徑

神經覺始於創造我們的行為、感受及故事。當試圖想要找出這個起始點的方法，可以讓其他隱藏的事物進入意識中。為創造這種結合神經覺與洞察力的路徑，首先是從外在意識進入內在連結中，轉向你的內心世界，找出早先辨識出神經覺伸向你關注之處。現在，找出你感知的位置，因為這牽涉到大腦皮質及思考的區塊，許多人會將他們的感知定位在頭部內的位置。請再一次花時間找出個人的感知位置。

確定了神經覺及辨識感知這兩個位置後，下一步是將它們連結起來。在神經覺和感知之間建立路徑後，出現的安全及危險線索可以輕易進入你的意識，而你也可以追隨你的行動、感受和故事回到它們的自律來源。在開始想像從神經覺到意識的路徑時，將手放在這兩個位置可能會有所幫助。你想像的路徑可能是兩點之間的直線，或者更迂迴的路徑。無論連結以何種形式產生，它最重要的本質是支持簡單、可靠的傳送過程。我的神經覺—感知路徑，是從胸部中央到前額之間，路徑上有曲線和圓圈的標記。請花時間讓你路徑的形狀變得更清楚一點。

做這項練習時，首先想像感興趣的行為以及如何進行，從感知轉移到行為背後的神經覺，跟隨你所辨識出及連結兩個具體點的路徑。在我從前額到胸部的迂迴路徑中運行時，我感受到其百轉千迴。抵達神經覺的位置時，花一點時間感受安全及危險的線索，並為有興趣的感受進行同樣的練習。最後，回想自己的故事，或想要了解更多的世界，並啟動洞察力連結。故事的表面下有什麼事物？然後沿著相反的方向前進，進入第一次感受到安全或危險的連結，看它會帶領你至何處。跟隨剛開始的具體線索，並進入一種感受、想法、行動，然後是一個故事。

在運用這種資訊系統之間移動的新方法時，這個路徑會變得更強大。為加強這個連結，可創造一種方法以便關注及刻意介入。進行不同方法的實驗，試試看哪種方法最適合你。從這兩種已知的方法中畫出這種路徑，並用手指循著這條路徑。將一隻手放在身體上，作為內在路徑的身體提示。建立一個意圖，在一天的活動中活化這兩種方向的路徑。擬定一個計畫，在一天結束前進行反思，觀察神經覺會帶領你進入哪種特定的行為、感受或故事之中。當你注意到行為、感受或故事的出現，先停下來，並沿著感知到神經覺的路徑前進。你希望透過哪些方式來參與這條新途徑？

某些回應我稱為原廠設定，例如對某些聲音以類似的方式產生回應。針對高頻率的聲音，我們會往傳來聲音的方向看，感受到它是一個遇險呼救；而低頻率的聲音則提醒我們有掠食者，並引發逃離的衝動。人聲會邀請我們進入安全與連結，其他線索則被個人的生命史所塑造，可能類似或不同於我們周遭的人們。從小我爸爸就喜歡大聲地聽古典音樂，所以被大聲的音樂圍繞時會感受到調節與連結。對其他人來說，大聲的音樂可能會啟動危險的神經覺。你大概可以分辨出那種線索會引起你和你朋友之間不同的反應。花一點時間，找出會給你帶來安全感的線索，但不是你周遭的人。現在反過來，分辨出有哪些事物會引發你危險的神經覺，而周遭的人卻發現同樣的經歷會創造安全的神經覺。雖然我們全部人對安全及危險都有相同的自律神經路徑，卻有各自的回應模式。

改變的時刻

有時候神經覺會為我們的狀態帶來重大改變，而我們會在身體和故事中感受到這股強烈的感覺。我們可以藉由回想感受到狀態重大改變的時刻，來探索從安全轉移至危險的感覺。也許我們會被聲音嚇到，然後感受到身體以恐懼回應；或者某人從身旁走過，然後感覺到自己關機了。當從安全轉移到危險的狀態，你是否能辨識出身體的改變，以及故事如何改變的時刻，又然後找出另一種狀態來改變方向，從危險回到安全的時刻，此時你或許會看見友善的臉孔，或聽見熟悉的聲音而感到恢復輕鬆。同樣地，尋找當感受當發生，其伴隨而來的故事是如何開始改變。

在其他時刻，我們對變化有更細緻的體驗。我們感受到狀態強度的微妙變化。你的心情可能會從擔心轉為焦慮，由挫折變成憤怒，或者因缺乏專注力而導致退縮，當經歷過微小的轉變，就可以微調自身的能力，以追蹤內部發生的微妙變化。藉由調整可以幫助我們了解，狀態中極微小的轉變如何最終導致狀態之間的移動。

可注意的線索

注意到這部分後，讓我們接著深入探索讓神經覺具備感知能力的方法。先暫停一下並將注意力放在神經覺的三種能量流——具體、環境以及關係在此刻的運行方式。使用下列問題來思考神經覺正在接收的資訊：

此刻身體裡有哪些危險的線索？開始進行簡單的身體掃描，是否有疼痛、緊張、痠痛或麻木的情況出現？傾聽自己的消化系統、心率及呼吸。讓身體告訴你危險的線索是什麼。

此刻身體裡有哪些安全的線索？傾聽你的身體，找出感到輕鬆、溫暖及彈性的部位。感受心臟和呼吸節律，讓身體告訴你安全的線索是什麼。

此刻在周遭環境中有哪些危險的線索？關注居住的空間，環顧四周並看是否有令人擔憂的事物。

關注更大的環境，當從屬於自己的空間向外看見周遭的世界，會找到哪些讓你擔憂的事物？

此刻周遭的環境有哪些安全的線索？關注回所處的空間，環顧四周並看哪些事物會帶給你喜悅？找出幫助你停泊在規律中的事物。

現在，關注更大的環境，當你從自己的空間向外看周遭的世界，會找到哪些讓你受到滋養的事物？

此刻在與他人的連結中有哪些危險的線索？尋找社會性互動系統發出的警告訊息，或從他人的眼神、臉部表情、聲音語調、姿勢及動作所接收到的訊息。

此刻在與他人的連結中有哪些安全的線索？尋找對社會性互動系統發出的歡迎訊息，或從他人的眼神、臉部表情、聲音語調、姿勢及動作所接收到的訊息。

當在探索對神經覺的體驗，會對發現的事物感到好奇，做出與當前情況不相符的回應，通常這代表你現在正觸及到來自過去的熟悉暗示。在工作中因被稍微打斷而被憤怒淹沒，或當有人很欣賞你做的事情，但你卻無動於衷，可能代表過去的經驗又再度於現在重現。其他反應感覺受是立足於當下時，並使我們接近或遠離人、地方或事物，這不是因為過去經驗，而是神經覺對當下的反應。舉例來說，你收到來自朋友的電子郵件，感到被邀請去連結，或者正思考一個大型工作專案，而感到有點焦慮。

理解到我們的反應是否來自過去，或受困於現在是一件很重要的事情。為此，可以利用一個問題來釐清。首先，在當下時刻運用感知。你現在得到的線索是什麼？你的神經覺是安全還是危險的？現在問自己這個問題：「在這個當下、這個地方、對這群人或這個人，這種反應（強烈的反應）是否為必要的？」請注意，當我們問「這種反應是否為必要的」問題，並非問其是否為適當的反應。適當或不適當、好或不好的問題並不適用於此。自律神經系統並不會製造意義或指派動機，它只會單純地接受線索並擬定它認為必要的反應，以確保生存。如果釐清問題的答案為「是」，你比較會停泊在當下的時刻，而且你的回應是對做出抉擇有用的指南；如果答案為「否」，尋求從過去延伸出的熟悉線索，並於當下牢牢把握住。回想生命中有相同感受的時刻，尋找過去及現在之間相似的危險線索，當我們找到連結經驗的那條線，便有新的資訊可幫助我們了解自己的模式。

安全對生存來說是不可或缺的，但對神經系統而言，不處於危險的狀態並不等同於安全，沒有危險並不保證我們能體會到神經覺的安全感。為創造安全而建立的系統會影響到溝通方式及塑造我們建立連繫的方式。

學校的安全程序以及火車站與機場的監視錄影機，或許能具體地增加安全層級，但對神經覺的體驗來說，卻是危險的暗示。在全球疫情之下，塑膠玻璃區隔開了人們，使人們失去連結。社交距離的規定以及帶口罩的要求可能對我們保持安全來說是必要的，卻無法引起神經覺的安全感受。

回想進行規律互動的系統並在這些系統中航行，會感受到何種安全與危險的線索？你在感受到活著以及停泊在規律中時會辨識出安全的線索，同時在交感及背側生存狀態啟動時辨識出危險的線索。感受這些體驗，並觀察神經覺會帶領你到哪裡？

為了找到幸福，我們要注意安全及危險這兩種線索。須要減少或解決危險的線索，或者積極經歷安全的線索，缺乏其中任何一種都不會帶給我們幸福。為探索此事，請回想讓你感到有點不安全，或者是有一點苦惱的特定經歷。首先將感知帶入神經覺，辨識感受到危險的特殊線索，並使用這三種神經覺的能量流，來尋找體內、環境之中以及與他人之間的線索。當辨識出危險的線索，思考如何能減少或者能解決線索的辦法。什麼是可能的？經驗通常包括多於一種的危險線索，暫停一下，探索找到的每條線索。

現在將注意力轉移至安全的線索，看經驗中存在哪些象徵與環境關系上的安全線索。人類生來就帶有消極偏見，可協助並確保我們的生存。也因如此，我們會向外尋求危險的線索，而經常錯過安全的線索。回想過去的經歷並檢視自己是否曾錯過任何安全的線索。接下來，帶著好奇心去探索哪種經驗可能帶有安全線索。

意識是一種須要和神經覺共同運作的主動要素。為使內在監控系統能有所參與，並學習有智慧地運用它，可以將意識帶進危險的線索中，並試著和安全線索進行連結。有了意識後，可以帶著好奇心去探索及創造必要的條件，以便在日常生活經驗中，創造具體的安全感。

Chapter 6

保護及連結的模式

生命就是能量的模式。

貝克・布羅內爾（Baker Brownell）

《新宇宙》（*THE NEW UNIVERSE*）

我們的自律模式是由居住的環境，以及接觸到的人們所塑造出來。安全的線索加深了對連結的感受，而危險的線索將我們帶離生命中停泊的感受。神經系統接受這些線索並建立保護與連結的路徑，讓我們每天能在自己所開闢的道路中航行。儘管神經系統是由過去的經驗所塑造而成，但它從未停止接受線索或更新路徑。當我們學會注意這個世界和習慣的反應，便開始了解保護與連結的模式是如何保持靜止，又如何活躍起來。

神經系統利用保護及連結的路徑，協助我們在創傷時刻存活下來，並指引如何面對日常生活的一般挑戰。目前所經歷的無數個時刻，從充滿愛與喜悅到恐懼及受傷的感受，共同交織創造出一個特殊的設計。透過個人的經驗，建立起強大的連結模式，或是強大的保護模式。好消息是，無論神經系統是如何被塑造出來，在我們的生理機制之中，都有建立著擺脫保護和回到連結的能力。

在階層的最頂層，也就是停泊在安全與規律中，是我們感受到身心的幸福，以及健康、成長及復原的地方，我稱作自律神經的家。回顧第二章的探索，並檢視在腹側家中的風景。連結會帶我們回家，保護會在交感神經動員或背側關機時，帶領我們到家門外的安全處。當我們從兩種生存狀態中進出，藉由重複啟動這種狀態，我們會創造自己的保護模式。隨著時間過去，我們習慣的存活反應會仰賴更多動員、戰或逃，以及失去連結和關機的狀態。之後當需要保護模式，可以很容易地被送到這個遠離家鄉的安全處。

——探索——
在外面找到家的感覺

對我來說，在自家的感覺深植於失去連結的背側之中。當感受到太多危險的暗示，會在心裡後退一步，這反應不會像過去一樣強烈，而且通常不會被我周遭的人注意到，但在當下，我再也不能夠完整地連結，並感到失落。花時間思考如何在這個世界上走出你的路，除了你家，哪裡是你的安全處？當你遠離連結並被拉進保護模式中，結果通常會如何？你是在交感系統強烈的衝鋒陷陣中安然度過危險的線索，或者藉由消失在背側關機的狀態中得救？當找到家外的安全處，以好奇的方式看待存活反應是如何運作來保護你，並反問自己，如果不是受到安全處的保護，之後會發生什麼事？你可以用如果……然後的陳述來探索你的故事。舉例來說：「如果我現在不是那麼焦慮或憤怒，我就不會……」或者「如果我能開始看見或和這個世界有所連結，那麼……」寫下你自己有關如果……然後的陳述，並了解神經系統是如何運作來保護你。

了解保護和連結的生理機制會帶給我們希望。早期經驗會塑造我們的系統，而後續的經驗則會持續加以塑造。當知道是什麼使我們進入保護狀態，就可以探索如何減少這些經驗，並創造更多連結的時刻。而且當發覺到現在的經驗可以塑造我們的系統，並使系統邁向連結，便可更常投入並加深這個模式。

無論何時，當我們想到保護模式，並談論有關生存反應，我們理應曉得，自律神經系統隨時都在確保我們的生存，雖然它不常有認知感受，但會感受到需求並採取行動。它是透過特定角度看待我們以及周遭人的反應，好讓我們能避免成為批評別人的人，並永保好奇心。好奇心能拓展善待別人與善待自己的道路。

回想進入適應性生存反應的時刻，一個讓你進入動員或關機狀態的保護時刻。以好奇心的角度，花一點時間探索適應性生存反應，你的神經系統感受到什麼？生存反應是如何保護你的？現在，記住你身邊某人進入他們自己的適應性生存反應時帶著一些好奇心去了解他們所發生的事情。

觀察適應性生存反應時——無論是我們自己或是其他人——帶有好奇心是件很有挑戰性的事情。當學習透過神經系統的角度去觀察，很容易從好奇心轉為自我評斷及自我批評。我發現善待自己最簡單的方式是加入我最愛用的詞「**還沒**」。「還沒」帶有改變以及可能性的感覺。「我沒辦法對我還沒告訴自己的故事感到好奇。」「我沒辦法在還沒看到別人時，就批評他們的行為。」做一個陳述，在句子的最後加入還沒這個詞，然後看看會發生什麼事。

當我們看著基於生理機制的故事與行為，會想到被視為動機的行為，只是單純為生存的自律神經意圖。人類會製造道德意義並定出意圖，但自律神經系統不會分辨善惡，只為了生存而行動。一旦意識到剛剛停止聽你說話的朋友仍想要聯絡你，但他們的生理機制讓他們無法留在當下並聆聽你說話，這就是一種不同的經驗；或者當小孩沒有注意聽你說的話，他也不是在挑釁你，而是他無法處於規律的狀態。當我們記得觀察行為背後的狀態，不以保護的模式回應，或者向外尋求提供連結，會比較容易停泊在規律的狀態。

回想你關心的人曾有過的艱難時刻，透過他們神經系統的角度去觀察他們，你會看見什麼？他們的神經系統會帶領他們至何處？現在請回想一個你努力地想與之建立連結的人，撇開自己製造的故事不談，並透過神經系統的角度去觀看，你認為他們現在被迫處於何種狀態之中？這會幫助你找回好奇心和惻隱之心嗎？

我們以多種方式替人們貼標籤，為他們不關心、不去嘗試、不想改變，或者很懶惰、不負責任、總是生氣，或不可信任。與其幫他們貼標籤，不如把他們想成只是處於失調狀態。透過自律狀態看待行為，行為是有其意義的，當有人被拉進交感神經的戰或逃的動員能量，或者困於背側迷走神經的關機，其生理機制就不會支持他們進入連結或共同調節的狀態，抑或使用自我調節的健康策略。當認識到自己的或他人的適應性生存反應後，而不是一個有關動機及意義的故事，就可以傾聽神經覺的危險故事，以及自律神經系統對保護需求所做出回應的故事。

連結／保護公式

我會使用一個簡單的公式來思考如何在連結與保護之間移動，當安全的線索超過危險的線索，就會開始進行連結；而當危險的線索超過安全的線索，則會採取保護的行動。有時候這可從一堆線索中感受到，有時候往往安全的線索或危險的線索出現機會比較多，而其他時候，一個特定線索的強度可以和許多其他線索互相抵銷。例如來自某人對你微笑的安全線索可能會比環境中許多危險線索來得強大。因為神經系統持續接收線索，安全／危險的公式就會一直在改變。在線索的數量或力量改變時，公式會進行轉換，並影響我們的身體、行為和故事。當連結方大於保護方，我們便停泊在安全與規律中，準備向外求援並進行探索，我們的故事會具有希望及可能性；當保護方大於連結方，我們會高度動員或是被拉進崩潰狀態中，失去我們的好奇心並認為這個世界是不安全的。我們的故事會反映我們對危險或不感興趣的感受。

花時間體驗個人連結／保護公式，當安全線索超越危險線索會有什麼感受？注意身體發生什麼事，然後觀察自身的情緒，最後，將意識帶到出現的故事中。

現在，當感受到不平衡，會發生什麼事呢？危險的線索持續增加，戰勝了安全的線索，又或是進入動員狀態或被拉進關機狀態時，又會發生什麼事呢？從身體開始注意自己的反應，你發現了什麼情緒？最後，傾聽出現的故事。

——探索——

和線索進行連結

當我們了解這些基本要素，就可以移至下一個步驟，辨識會改變公式中安全及危險的線索。這個目標是為了清楚分辨將我們拉往某事、某人或某個地方的線索，邀請進入連結的線索，以及將我們推開、啟動保護狀態的線索。我們要注意那些處於背景中的線索，它們被隱藏在意識之外，會強烈地影響我們連結的能力意識。

維持好奇心及避免自我批評是探索的關鍵所在，我們需要停泊在規律中，以維持好奇心而不加以評斷。你可以將手放在身體中的某個地方來進行連結，並發現腹側迷走神經系統開始活躍起來。回到你的腹側景象，或移動到身處環境中一個實際的地方，幫助你進入腹側狀態。

感受線索

從感受線索開始，如何知道神經覺在什麼時候是安全的？回想你曾有過的願望，或是想要接近、參與並有所連結的經驗。身體發生了什麼事？你的感受是什麼？你想要在當下做什麼？而聽到的故事又是什麼？當我的神經覺處於安全狀態，身體就呈現開放的感受。這個世界很吸引我，而我也準備好要參與並加以探索，我的故事充滿了可能性與選項。

下一步是探索讓你充滿憤怒或焦慮並想要爭論或逃離的經驗，並了解這些危險的線索。你的身體發生了什麼事？感受是什麼？當下想要做什麼？你想要聽到什麼樣的故事？這種危險的滋味讓我的身體感受到張力，內心充滿擔憂，讓我須要持續去掌控在我世界中的人與事。我的故事被困在一個混亂的世界中。

而最後探索壓垮你的經驗，使你須要關機與失去連結。現在身體發生了什麼事？你的感受是什麼？你想要做什麼？而你聽到的故事又是什麼？

當我感受到被拉往關機狀態，身體裡的能量被耗盡，開始失去希望。我的故事是放棄和相信事情不值得嘗試，而且什麼都不會改變。

接受線索

現在我們知道更多有關線索的感受，下一步是辨識何時會感受到它們。你能注意到感受到安全或危險線索的時刻嗎？當線索抵達，神經系統傳達給你的徵兆是什麼？讓我們從階級的最底層開始，回想你最近一次和別人的互動，尋找危險線索出現而你被拉往關機狀態的時刻，了解神經系統傳達訊息的方式。也許感受到了身體中發生了一些事，開始做出行動，聽到言語或出現影像。往上一層階級，對最近使你進入戰鬥和逃跑狀態的互動做同樣的事，了解神經系統傳達訊息的方式。最後，在階級的最頂端結束並反思最近與安全線索的互動，以及神經系統所傳達出的訊息。運用日記來記錄發現到的安全和危險線索抵達系統的方式。

了解線索

有了調整來自神經覺的經驗的能力，並確定我們何時以及如何接收線索後，我們現在可以改為考慮這些線索為何。回歸到剛才用來分辨危險及安全線索的互動中，開始觀察這些和你進行連結的特殊線索。從讓你進入關機的危險線索開始，在經驗中，是什麼讓這個行動進入保護狀態？有聲音出現嗎？有看到任何特別的事物、某人臉上的表情，或是聽到特別的聲音語調嗎？

在進入保護狀態中時，聽到了哪些話？那讓你產生哪種信念？停下來並花時間記錄發現的事情。

接下來回到其他危險的經驗，並探索進入動員狀態的線索，以及戰或逃的能量。再次尋找聲音、看見的特殊事物、某種語調、某人臉上的表情、聽到的話語，或者出現的信念。記錄這個讓你進入保護狀態的特殊線索。

現在回到充滿安全線索的經驗，經驗中是什麼讓行動進入連結狀態？環境中是否有什麼事物？是否有另一個人在？在進入連結時，你聽見了什麼話？在此是否會產生信念？再一次停下來並記錄發現的事物。

找出模式

當探索是什麼讓我們進入保護或連結狀態，就會啟動尋找模式。是否有一種特定的聲音語調、臉部表情或言語邀請我們進入連結或啟動保護狀態？對大多數人來說，微笑會帶來連結的模式，而面無表情則會啟動保護模式。那裡是否有特定的聲音出現？大海的聲音會讓我自動進入連結狀態，而許多人說話的聲音會啟動保護狀態。那麼，面對環境時又是如何？對我來說，海景邀請我進入連結，而都市景觀則讓我進入保護的狀態。

將注意力放在人與寵物上，生命中有些人會帶來安全的線索，而其他人會啟動危險的線索。人類的團體往往也都是如此。一大群人會讓我啟動保護模式，而三到四個人的團體則會提供連結的安全邀請。寵物一直以來被視為可以活化連結模式，所以如果人們對你來說是危險的線索，寵物可以帶來哺乳動物間連結的安全感。花時間探索你的反應，當了解了我們特殊的模式，了解這些可讓我們接近或遠離的元素，便可使用這個資訊創造一種公式，讓安全線索超越危險的線索。

建立靈活的系統

我們知道，幸福感是靈活的自律神經系統所生出的結果。我們總是會被拉進保護模式，並掙扎地找出回到連結的方法。但當我們增加在保護模式和連結模式之間移動的能力，而不被困在保護模式中，我們就會建立靈活度。靈活度和復原力是密不可分的，復原力是神經系統從連結模式移至保護模式的結果後，再以輕鬆的方式回到連結中的結果。

有一種方式可以測量我們復原力的程度，就是追蹤我們有多常被拉進保護狀態、待在這個狀態多久時間，以及找回進入連結的方式有多容易。

——探索——
脫困

傾聽

首先，找到停泊在安全的狀態，然後設定目標，探索困在生存狀態中的體驗。回想啟動生存狀態的狀況，找出受困的地點，即使你很想，也無法走出動員或關閉的地方。傾聽自己的故事，記得資訊是在身體到大腦的路徑中移動。大腦負責讓身體中發生的事情產生意義，所以會創造一個充滿動機和意義的故事，而這個故事通常是我們對自己或其他人的責怪、批評及評

> 復原力是神經系統從連結模式移至保護模式後，再以輕鬆的方式回到連結中的結果。

斷。在探索時，提醒自己只要傾聽就好，這是收集資訊的步驟，不是做出改變的時候。

永保好奇心

聽過大腦的故事後，現在，回到自律的故事中。為此，首先要注意生存狀態並加以命名。當透過神經系統的角度去觀看，你在哪裡？是進入動員還是關機的狀態？提醒自己這個反應是因為啟動了連結／保護的公式被啟動，而且已經失去平衡了。身體已經對神經覺的危險做出反應，記住這點，並以這種方式為經驗命名，以便開啟放棄評斷與自我責怪的過程，並讓好奇心有施展的空間。接納自身的狀態後，傾聽神經系統告訴自己的故事，找出這個故事類似或不同於大腦創造故事的方法。

改變公式

當危險的線索超越安全的線索，我們會從連結的狀態進入保護狀態，並將注意力放在辨識危險的線索上面。我們可以減少或解決任何危險的線索嗎？然後探索是否能加入安全的線索。有什麼事物可以帶進這個經驗之中？反覆做這項練習直到找到線索的組合，並開始將系統從保護模式移出，然後再度回到連結的狀態中，回到安全且足以脫困的狀態中。

後續出現的事物

停泊在安全而規律的衍生特性（emergent property）是有能力向前走、找出選項及以創意的方式解決問題。

在公式中做出平衡的轉換時會發生什麼事？當安全線索開始超越危險線索，會發生什麼改變？將好奇心帶進狀態、自律以及認知故事的改變中。

運行其中

有時候我們的狀態會以和諧的方式運作，當腹側狀態維持交感神經和背側狀態的空間好扮演它們重要的角色，狀態間的路徑是很容易移動的，而這個體驗就是一種幸福。在其他時候，當交感神經或背側狀態接手，這個路徑會變得更具挑戰性。接下來的冥想，也就是我在拙作《療癒創傷，我如何是我：多重迷走神經的心理治療與應用》（二〇二二年，世茂出版）中首先介紹的，是開始了解有關自己連結與保護路徑的方式。

就好比錨可以安全地讓船停泊，你也可以停泊在腹側迷走神經狀態，感覺自己深植在系統提供的安全能量中，呼吸是飽滿的，每次的吸氣都會帶你前往支持安全與連結的路徑。你的心率有節奏，而這個心跳會帶來幸福感。你得到自律安全迴路的支持，大腦—身體路徑傳送穩定的訊息，而回到身體—大腦的路徑會創造安全的故事。基於這項安全感，停泊感牢牢地深植於腹側迷走神經系統之下，我們因而可以開始探索交感神經和背側迷走神經回應的旅程。

首先從交感神經系統的動員能量開始，感受呼吸變化以及速度加快的心率。你可能會想要行動，而且想法開始變成漩渦，想像交感神經的海洋以及移動到這裡的能量，動員系統以便行動。也許可以感受到風吹、海面波濤洶湧，並感受波浪、海浪不斷襲來，以及拍岸的浪花退去。請注意，我們可以安全地在這個交感神經的暴風雨中航行，你和安全迴路緊緊相連，你的錨深深地崁入腹側交感神經調節的安穩之處中。

回到第一次設定錨的位置，感受呼吸及心率的調節能量，感受胸腔的暖流，以及腳底下堅實的地面。此時，腹側迷走神經系統正在傳送安全的訊號。

現在，開始溫柔地下降至背側迷走神經狀態。這不是潛伏在背側迷走神經中，帶離現有意識並進入麻木的狀態，只是如同用腳趾試水溫，體驗失去連結的感受。你的能量或許會開始從身體耗盡，所有事情或許會開始放慢速度，也可能會感受到行動受限。你可以藉由主動回憶起連結到腹側迷走神經的狀態，也就是第一次設定錨的位置，來管理自身的經驗。感受這些規律能量控制背側迷走神經沉降的深度和速度，你正在緩慢下沉，而不是垂直向下進入空間裡。錨是安全的，可以支持在腹側迷走神經規律的位置，讓你可以安全地探索背側迷走神經的體驗。

現在，再度回到剛開始在腹側迷走神經的規律之中，回到設定錨的位置。當受到自律安全迴路所引導，可以體會和交感神經系統以及背側迷走神經為友的方式。

探索

在規律路徑中航行

在使用以上的冥想作為在狀態中移動的入門指南後，現在可以探索有助我們在狀態中安全且容易移動的路徑。想像一下，當三種狀態互相連結並共同運作，你遵循的路線是什麼？當交感神經和背側狀態在背景中運作，腹側狀態可以調節系統，交感系統可帶給日常活動所需的能量，而背側系統可以調節消化、帶來營養。這是體內平衡健康的狀態，是幸福的境界。

你已經停泊在規律中，並安全航行。我們可以看見一條能走的路，一條能抓住的繩索，或者一個能爬的梯子，也許還可以搭電梯或乘著一道光。花時間找出自己在狀態間轉換的獨特路線吧。

現在試著在個人路徑中航行，想像以腹側到交感，以至於背側狀態間移動，然後再由交感神經回到腹側狀態。請注意路經如何支持你以靈活和輕鬆的方式在狀態間移動。在你須要感受到完全安全與支持的時候，以任何一種方式改變你的影像。花一些時間記錄可以引導你在緩慢的、背側滋養、交感神經興奮，以及腹側連結之間安全地行進。許多人會發現一些說明方式，或者結合藝術與文字的形式，這對記錄這些路經會有所幫助。

探索
引導保護的路徑

利用路徑的影像使你有在規律系統中移動的經驗後，當被系統能量及背側保護狀態所挑戰，就可以開始探索如何安全地在狀態中航行。首先探索向下失去連結的路徑，並找出讓你不會掉入交感神經狀態，以至於垂直向下進入背側狀態之中的方法。要如何放慢這種往下走的狀態？可利用規律路徑並增加能保護你旅程的細節。要想在路上有可以休息的地方，就要有欄杆或把手、電梯中有更多停靠點，或者光束中出現更多陰影。有時候進入保護的道路與規律的道路完全不同，和緩的道路可能會變成得攀爬的懸崖。接納自己，花時間去傾聽，讓神經系統引導向下至失去連結的路徑，並幫助你安全完成旅程的元素。

在探索如何調節與離開連結，以及向下進入兩種保護狀態後，現在來看從相反方向航行的機制。從背側狀態靜止中移出，並以交感神經動員能量進行連結，這對我們來說是很有挑戰性的事情。通常在開始向上的行動中會需要協助，也許須要按一個按鈕好開始向上，或一道光束以幫助你開始傳送，或者某人向你伸出援手。花一點時間，讓神經系統傳送這個影像給你。

要繼續向上進入腹側連結的旅程，就須要以有條理的方式與動員能量連結，若未以安全的方式與能量安全地進行連結，可能會停駐不動，或回到背側的路徑。我們需要什麼資源來支持運用這種能量，好讓我們持續前進，並進入腹側調節的狀態？這可能是從背側開始上升的元素延續，或者是新的元素。找出可以幫助你持續前進並維持在軌道上的元素。

現在已經發現從安全路徑進入生存，並再度回到安全狀態中的重要元素。使用這些路徑，並熟悉它們的運作方式，能有自信在其中航行。每次進行這項練習時，都會加強從連結進入保護狀態，再由保護狀態回到連結的能力。這些路徑可以協助你從連結進入保護的動作，並引導你回到安全及規律的家，同時有可能停泊在腹側狀態。花時間記錄你發現到的事物。

探索

欣賞家以外的安全處

當和停泊在規律中的保護模式合作，你可以了解並欣賞自律神經系統為生存所做的努力。為了安全地探索家以外的安全處，也就是在需要保護時自律神經帶你前往的地方。首先要停泊在腹側狀態的位置，這是感受到安全、系統受到調節，以及找到連結狀態的地方。試著將手放在感受到腹側迷走神經的家的位置。停在這裡一會兒，並感覺出現的安全與規律狀態。

現在讓系統告訴安全處在哪裡，好讓在失去安全的連結時能找到庇護所。記住，你仍安全地在腹側迷走神經的家中，即便去旅行，也仍持續安全地停泊在此處。要感激安全處提供的庇護，同時還要有好奇心並希望能在這個地方學到更多。

邀請這個在世界感覺太危險時拯救過你的地方，展示它如何為你的生存服務。通過圖象和文字邀請信息。只要傾聽和接收訊息就好，不用想著要改變什麼。保持開放的心態去學習、聆聽理解這個地方的保護意圖。

花一點時間傳送感激的訊息至這種狀態，這個家以外的安全處是生命中很重要的一部分，現在以嶄新的方式在看待這個地方，可以在想要的時候再度來到這裡，並信任家以外的安全處會在系統到達保護狀態時歡迎你歸來。現在回到此時此地，花時間反思剛剛踏上的旅程。記錄發現到並想要記住的事物。

本章結束時，我想要反思在生命中有時會失去連結並進入保護狀態的情況。當遇到超出自身能力的經驗，以至於無法維持停泊在腹側安全與連結中，我們熟悉的舊有交感神經戰或逃的模式，或者背側崩潰狀態就會出現來拯救我們。有時候是一個稍縱即逝的事件引起了短暫保護的火花，而有時候則是發現到自己持續處於從連結被帶入保護狀態的情況。從連結模式來看，在這之中沒有任何人可以永久地與世界和周圍的人保持聯繫。這是對自己和他人不合理且無法達成的期待。事實上，當有能力進入保護狀態並找到恢復連結的方式，就能夠辨識出這是恢復力的標誌。

我們像是正在進行一項工作，而自律神經系統正在無時無刻進行學習及傾聽。我們與自律經驗相連結的能力自然會起伏。我的工作、你的工作，就是要注意進入保護狀態的行動，加入意識，遠離自我評斷並更加善待自己，好回到停泊在安全與連結的狀態。有時候我們會發現自己無法離開保護狀態，而其他時候則能夠輕易地找回在連結停泊的狀態。請注意自己的模式，對保護經歷進行自我同情，並能在連結的時候感到喜悅。

Chapter 7
停泊在安全中

隆冬時，我終於發現了內心有一個不可征服的夏天。

阿爾貝·卡繆（Albert Camus）

我認為腹側迷走神經的調節狀態，就像是自律神經系統不可征服的夏天。這是一種具體化的生理資源，始終存在且可用，並且會引導我們達至幸福。雖然環境可能讓我們失去這種資源，但我們都有一個腹側迷走神經，可以重新連結並停泊在安全狀態中。

腹側迷走神經，也就是階層中的最頂端，是幸福感不可或缺的要素。雖然其中一種自律狀態不比另一種好，而且每種狀態都有非反應性的日常作用和生存作用，但我們須要積極連結腹側能量，以感受安全並與世界往來。當腹側迷走神經活躍並能監督系統，交感與背側迷走神經狀態會在背景中運作，以幫助維持身體及心理上的健康。當腹側狀態不再主宰系統，我們會失去它規律的影響並經歷健康的挑戰，感覺在關係中受挫，且難以在日常生活中航行。如果沒有停泊在腹側系統，便如同在茫茫大海中感到迷失與困惑。

不論是否完全停泊在腹側狀態，或者只立足在此，當我們感受到足夠的安全能量後，便能進入連結的四種路徑，並能面對生命的挑戰。與其認為須要完全沉浸其中，不如考慮腹側狀態的臨界質量。其實只要有足夠的腹側連結，便可構成系統並維持它的運作。

有時候當我被生活中的需求所淹沒，會感受到危險。而發生這種情況時，我會提醒自己，雖然無法感受到深植在規律中，但我可以抓住足夠的腹側能量，以維持條理和參與度地設法度過一天。我會想像達到腹側連結的狀態，有時是使用影像，其他時候，我則會將手臂伸展超過頭，好尋求調節的能量。然後開始傾聽系統中的腹側故事，確保系統中有足夠的規律能量，而我可以和能量一起待在連結狀態中。

讓你能安然度過一天，並足以和腹側連結的影像是什麼？運用你的想像力做個實驗，看看這個影像是什麼，並透過行動將它帶進生活中。

同心圓

有一種方式能探索神經系統能量和行動，就是透過三個同心圓的意象。

想像背側迷走神經系統是中心的圓圈，這是自律神經系統故事的開端，來自人類演化歷史及在子宮內兩者的發展。中心圓圈由更大的圓圈圍繞，代表交感系統，而這兩個圓圈由最外側的圓圈所控制，它代表腹側迷走神經系統。外側的圓圈是最後出現的，是在懷孕的第三孕期所發展出來（大約是三十週），並且會在生命的第一或第二年持續發展下去。

我使用的譬喻是腹側迷走神經系統圍繞著交感和背側迷走神經系統，以溫暖的方式環抱著它們。當我想要延伸腹側迷走神經能量至某人時，通常會伸出手臂，就好像在給對方一個擁抱，讓對方知道我在傳送腹側迷走神經的能量給他們。我會對患者、同事，以及訓練中這麼做。我讓它變成一種表達方式，用來讓人們知道，我正在用腹側迷走神經能量將他們置於安全及規律中。我以腹側迷走神經的環抱來擁抱他們。當你在閱讀這些文字，想像我的

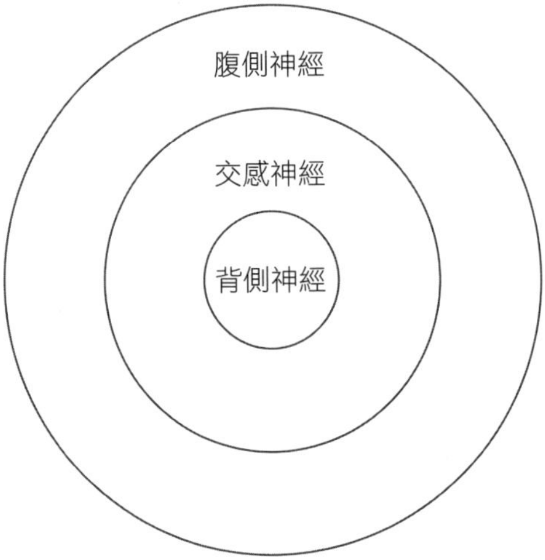

自律神經系統的三個圓圈

手臂正伸向你，並提供腹側迷走神經能量給你。看看你是否可以接收並接受它。

現在換你試試看停泊在腹側狀態並感受系統平衡的方式。探索如何提供腹側迷走神經給某人，雖然伸展的手臂對我有用，但你可以試試看不同的動作，找到最適合你系統的動作。做個實驗並看出現的動作是什麼。一旦找到屬於自己的動作，就能運用它來將能量延伸給別人。當運用專屬動作提供能量給他人，感受一下發生了什麼事，並想像對方接收邀請之後會發生什麼事。之後找到可以讓你做實驗的人，你可以由遠端進行或親自進行，看看和某人在一起並以腹側環抱來擁抱他們是什麼感受。問另一個人在他們那一邊情況如何？做改變動作的遊戲，並看看體驗的雙方發生了什麼事。找到感受共同調節的連結方式。

── 探索 ──

照亮你的圓圈

想像代表自律神經系統三個同心圓的主要顏色，讓大腦休息一下，不要做出認知決定，而是讓自律神經系統成為嚮導。從找到背側中心圓圈的顏色開始，然後加入圍繞的交感神經圓圈的顏色。最後找出外側的腹側圓圈的顏色，以保持其他圓圈在安全的循環中。

探索伴隨每個圓圈的手部動作，有時候我會將雙手緊緊扣在一起，想像背側狀態，並分開手指，單純觸摸、表示同情，然後將手張開，放任腹側。除了手部動作，還可以探索其他維持自身狀態的方式，可以想像握住三種不同大小的光球或三種能量流，花時間進行以不同方式維持狀態的實驗。

從這裡開始，下一步是了解狀態如何交織。不只基本顏色我們還會混合顏色的深淺度，乃至於顏色的組合。從腹側狀態開始，觀察圓圈填入了什麼顏色，可能有許多不同的顏色形成這個同心圓，或一種顏色有不同的深淺度。端看腹側迷走神經系統的顏色如何說明停泊在安全及連結的品質。感受到這股能量塑造在世界中安全航行的方式，觀察顏色會如何變化。

現在，加入交感神經圓圈的顏色及深淺度，觀察兩個圓圈的顏色是否會互補，感受腹側神經與交感神經系統之間的連結，體會交感神經系統加入能量，以及腹側系統調節它的方式。

我們來看顏色是如何調和與分離。現在，為你的內在背側循環加入顏色與陰影，會出現什麼事物來代表這個狀態中緩慢而穩定的能量？注意這些顏色，以及其他兩個圓圈的顏色之間有何差異或相似之處。從圓圈航行至另一個圓圈，在狀態之間移動。檢視每個圓圈在你從一個狀態轉換到另一個狀態時是否會發亮。每個圓圈都有自己獨特的調色盤，可為幸福帶來重要的益處。藉由了解三個圓圈如何同時發亮來完成探索。

當腹側循環積極地擁抱其他兩個循環，便可經歷身體與心理的幸福感，以及所有調節系統所產生的突現性質。對身體健康的益處包括：減少心臟病發、血壓規律、免疫系統健康、減少發炎狀況以及消化順暢。心理健康的益處則包含有減少壓力、降低憂慮與焦慮、增加自我疼惜及同情心。了解你圓圈如何交織並沉浸在伴隨著這種幸福狀態的生活品質中[1]。

腹側狀態的不同體會

通常在想像腹側狀態時，是代表冷靜或者快樂的時候，我們的腹側迷走神經系統實際上會帶來許多體驗。在冷靜、快樂並停泊在腹側狀態時，可以是興奮、充滿喜悅、有意識的、投入、熱情、好奇、有同情心、有所警覺的、做好準備以及專注的。腹側狀態有多種韻味，但是最常見的要素是支撐這種狀態的安全神經覺概念。花時間看看可以用什麼詞彙來描述你的腹側迷走神經體驗。

> 腹側狀態有多種韻味，但是最常見的要素是支撐這種狀態的安全神經覺概念。

探索
腹側連續體

使用連續體是了解個人腹側如何感受的簡單方式，有了連續體，我們便可描繪停駐在腹側狀態到完全沉浸在體驗中發生的持續變化。要創造這種連續體，藉由進入與腹側迷走神經的連結開始。在身體中找到這個連續體，讓景象變得鮮活，或者與腹側迷走神經循環重新連結。感受腹側能量的第一次鼓動時，你會如何命名呢？會在連續體中為這個地方貼上什麼標籤？有些例子是舒服、軟化、放鬆、抵達或者存在。傾聽神經系統並替這個時刻做出適當的命名。

現在想像連續體的另一端，也就是完全沉浸在腹側迷走神經能量充沛的地方，這個地方的名稱是什麼？它可能是充沛、有活力，或感覺是一體或者熱情的。傾聽並讓神經系統向你傳遞這個地方的訊息。

在命名進入以及完全沉浸在腹側迷走神經的經驗後，你現在可以和連續體共同航行，找到介於兩者間的腹側安全體驗。我們可能會看見自己的連續體是一條線，從一端移到另一端，或者想像在腹側迷走神經循環中航行；或者連續體可能以一個全新的設計出現。做個實驗，直到找到可以代表自身經驗的形狀。將這個形狀畫在紙上，並加入各種沉浸與進入體驗的名稱。在經驗中緩慢移動，並暫停下來感受。把找到的各種腹側經驗加入自己的連續體中。

當從一端移至另一端，讓你的連續體慢慢走過兩個領域，感受各種體驗，以及駐足點的調節能量和完全停泊在安全中發生的變化。在各個停靠點暫停一下，感受腹側的特殊體驗是如何活躍。

有許多方式可以運用連續體。定期回到自己的連續體，並從一端航行到另一端，可以加深與腹側狀態的連結。當感覺自己開始被拉往保護狀態，須要找出回到安全與規律的方法，走到連續體的入口點，並找到開啟腹側安全與規律的方法。

在了解腹側迷走神經系統後，連續體會形成安全與規律的地圖。隨著時間過去，你將會找到更多想要命名，或改變命名的地方。無論是否藉由劃線、加入文字或創造藝術表現，連續體都是一種資源，有助你加強連結的路徑。

微光

在世界中活動時，我們可能會延伸停泊在安全與連結的時間，也可能在微時刻感受到腹側能量的短暫火花——我稱之為微光。微光就在我們四周，但它來自保護狀態所以很難發現。即便當停泊在安全與連結之中，如果不去尋找它，就可能會失去微光。

人類具有消極偏見的天性。為了生存下去，天生就對負面經驗反應更強烈，而對正面經驗較不那麼強烈。我們必須積極尋找、注意並追蹤這些成為微光的安全與連結時刻，或者微時刻，否則它們會在不注意的時候輕易溜走。當開始意識到微光，這些時刻會開始變多，我們會感受到更多腹側能量，並開始建立停泊在那裡的能力。微光可幫助我們不斷向上航行至安全與連結中，而規律的基礎也因而變得穩固[2]。

找到微光並不代表不會受苦。相對地，它是了解神經系統能夠維持在生存及安全時刻中的方式。當人們沉浸在苦惱中，很容易忘記這件事，然而，當刻意注意微光，就會感受到神經系統回應腹側迷走能量的時刻。停下來環顧四周，你是否有發現微光正等待你去注意到它？

——探索——

找出微光

昨天我看到了一隻北美紅雀，並停下一會兒仔細觀察牠。當天稍晚，我聞到從窗戶飄來新割青草的味道。這些昨天的微光讓我好奇今天會在路上發現什麼。這只是發現微光的日常經驗，一旦開始看見微光，便會尋找並發現更多不尋常的微光經驗。對發現微光採取開放的心態時，它便會經常出現在日常生活中。

連結微光

如何知道已和微光連結？你可能在身體體驗到它。我辨識微光的其中一種方式，是感覺眼睛周圍開始變柔軟、開始微笑。某種想法可能會吸引你的注意，或者透過感官注意到微光：氣味、味道、聲音、對某件東西的觸感。花時間注意自己是如何知道曾經歷過微光的。

微光可以是在自己的世界中預期出現的微時刻，對我來說，這就像是在清晨看見星星。我是早起型人，起床後我會走出戶外仰望天空，站在星空下並享受這種時刻。你是否有可以預期的微光與你連結呢？

微光也可能是無法預期的時刻，出現在意想不到的時刻。當感受到腹側迷走神經能量的火花，停下來並注意它，然後享受這個時刻。

設定意念

設定意念是支持這種新練習的方式。我的微光意念是我今天在路上尋找等待我的微光。我有一位朋友，試圖在一週內每天看見微光，而另一位朋友則想要以尋找微光作為一天的開始。花一點時間創造自己的微光意念。寫下意念，並大聲說出來。你覺得設定的意念是否可行呢？設定一個可能停泊在腹側迷走神經的意念。一項意念可能小到無法引起你的興趣，或者大到無法成功運用。進行一些文字遊戲，直到你找到可以讓神經系統說「好」的意念。

當我們試圖尋找微光，經常因找到的事物而驚訝。在每天的日常活動中，微光就在身旁，它是一點一滴集結而成的腹側能量，可滋養連結時刻，而我們的挑戰就是注意微光的出現時。記錄微光有助於追蹤它們出現在生活中何處與出現方式。當知道可以預測找到微光的地方，便可進行回到這些地方的練習，並體驗它們所帶來的腹側迷走神經能量。製作一個微光紀錄簿，或者在日記中記錄它們。

微光稍縱即逝的特質

有時候，相較於帶來腹側能量的微時刻，尋找微光可能會找令人感到危險。我有一位朋友將她的微光經驗和在海浪邊蓋沙堡，然後讓沙堡被海浪捲走的經驗作比較，結果發現，微光稍縱即逝的特質會帶來悲傷。如果開始尋找並看待微光的經驗是這樣，不妨從尋找可預期的微光開始，可以指望它會出現在你生活中。我朋友對大自然和日常工作的熱愛，提供她一種能固定注意到微光的方法，並讓微光成為她日常生活中可預期並滋養她的一部分。能夠仰賴微光出現及反覆出現在生活中，會為人們製造出安全感，讓人們能在需要的時候，對非預期的微光時刻採開放態度。

日常安全

和微光一樣，日常經驗會提供停泊在腹側迷走神經安全感的機會。通常我們所做的簡單事情，以及被直覺帶領，由神經系統引導我們方向的事情，即使沒有意識到的情況下，也會對我們進行的調節。而投入的行動會讓腹側迷走神經狀態活躍起來，當我們停下注意這種時刻，將它帶進意識中，並試著去體會，便可加深經驗並更加穩固狀態變得更穩固。當我們找出達到腹側狀態的簡單方法，便可駕馭這種日常經驗的力量。

當我和來自世界各地的人們聊天，我們選擇的穿著似乎是用腹側迷走神經能量包裹自己的一種常見方式。當穿上最喜歡的T恤、毛衣、運動褲或鞋子，就會感覺到體驗腹側迷走神經的安全、溫暖及連結。我有一件最喜歡穿的毛衣，它會帶給我自信的感覺，同時我會因其他時候穿著毛衣的回憶而感到舒適，覺得被包覆在腹側調節之中。你是否曾有過類似的經驗？你穿的某種衣服可讓你立即感到安全及舒適，讓你準備好面對這個世界。

另一種感受停泊在腹側狀態的方法是透過嗅覺。氣味會影響自律神經系統，聞到熟悉而喜歡的氣味，是另一種停泊在規律能量的方式。我喜歡大海及松樹的氣味，這些對我來說是家的味道。點起一根香氛蠟燭，找到進入規律的方法。回想自己與氣味的經驗，有什麼氣味會帶你回到腹側的家？以及你如何讓它們融入到身邊的環境中？

世界上有些地方可以讓腹側迷走神經狀態活躍起來，而我們會被吸引去探索或者居住在那裡。在特定環境中，我們很容易和腹側能量連結，而在我稱作**地球的盡頭**的地方中就能感受到這點。我熱愛陸地與大海在最遠處交匯的地方，那些仍然有些荒野而孤立的地方。我有一位朋友在喧囂的城市中也有同樣的感受，而另一位朋友則渴望身處山林之中。我們每個人都可帶給自己像家一般體驗感受的地方，那也是能讓我們依靠且深深停泊在安全中的地方。

有什麼環境能讓你感覺像身處在你自律神經的家？你生命中哪些地方可以讓這種經驗活躍起來？

除了吸引我們的大環境，我們也有預期會找到腹側連結的個人空間。我在家中有一個角落，是能讓我坐下並感覺滿足的地方。一位朋友和我分享他在當地咖啡館中有一個最喜歡的位置，而另一位朋友則告訴我他最喜歡是坐在一顆特別的樹下。觀察周遭日常生活的環境，找出可以讓你進行個人連結的地方。

有些物品是有形的提醒，提醒我們可以找到重回腹側連結並停泊在此的方法。我最喜歡的物品是海灘石頭，小時候我學到有環的石頭是一種幸運石，當我長大成人，會固定前往住家附近的海灘去撿石頭，尋找幸運石。心型石頭很難找到，所以當找到這種石頭，我會把這當作一段值得珍惜的時光。我有一罐裝滿幸運石及心型石的罐子，那是我在海灘散步時收集而成的，現在放在廚房的窗台上，每天都可以看見它們，那是一種讓我回到規律、有形的提醒。當想要提醒自己回到規律的更強連結，我會把石頭從罐子裡拿出來並隨身攜帶。花一點時間找出可提醒停泊在規律的感受，然後在度過一天後，把它放在你隨處可見的地方。

有了這種新意識，會讓腹側迷走神經狀態活躍，並幫助停泊在安全的感受。現在可以探索將意識帶入行動的方法。可以穿上最喜歡的毛衣或T恤衫或點起香氛蠟燭，並在培養系統的位置上，細細品味這個時刻。你可以在周遭環境擺上最喜歡的物品，用來提醒腹側連結，並選擇特殊物品帶在身邊。花點時間來打造你的個人計畫吧。

探索

安全

像其他許多人一樣，我喜歡縮寫字（acronyms）。它們是幫助我回憶一項練習的元素。當我努力停泊在安全感，四項元素﹝故事（**S**）、行動（**A**）、感覺（**F**），及具體表現的感受（**E**））會變成縮寫字**SAFE**（安全）﹞，而每項元素則會是創造安全故事過程中的每個步驟。在以下章節中，你可以遵循提示，寫下你自己的SAFE（安全）故事，並閱讀及了解我的元素有那些。

停泊在規律中

在開始這個過程前，找到進入規律的方法，並花一點時間停泊在那裡。你可能會利用同心圓，看見外層的腹側圓圈發亮，圍繞著其他的狀態。你可能和你身體的部位有所連結，而這個部位是腹側狀態活躍的地方，或者是使用剛才所發現，安全感的其中一項元素。

S-故事

為安全（**SAFE**）探索中選擇一個帶有安全體會的故事，好讓你想要重新造訪或改寫這個故事。藉由對你而言重要的部分讓故事活靈活現，有些安全的故事則存放在記憶裡，而其他則發生在當下的經歷。選擇你有興趣的時刻，探索並擴展成更大的安全故事。

寫下有關這個時刻的事物，描述對你而言有意義的細節內容。

我的故事：最近開始感覺到老了。我發現這很容易讓我擔憂或感到悲傷，所以我需要能停泊在安全感的方法。我的故事是我孩童時期在家後院爬樹的回憶。有木板釘在這棵樹的樹幹上，讓人很容易爬上充滿樹枝的樹冠上面。我在這棵樹上有好多童年回憶，而現在，我想像我和這棵樹一起變老。樹枝的形狀隨時間纏繞在一起，顯示這棵樹是如何存活下來的。我的四肢也以自己的方式扭曲著，訴說著我的生存故事。

A-行動

現在轉移至行動的元素，並看這個故事會發生什麼事。寫下你在這裡做了哪些足以讓你回憶的重要事情。

我的故事：想像自己站在樹蔭底下，好在太陽的強光下找到庇蔭處。之後則想像坐在樹下，背靠著結實的樹幹。我可以回憶起所有爬樹的時光，並以喜悅的心情看待這個世界。

F-感受

觀察你的感受，當安全的故事在系統中活現，有哪些感受會伴隨而來？寫下故事中發生的感受，以及寫下這個故事當下的感受。

我的故事：回憶起自己還是孩童時有樹可爬的喜悅之情，以及在生命高峰時感受到的自由。我對再也無法像年輕時那樣爬樹而感到有些悲傷，但依舊在生命中感受到自由與喜悅。之後，我回想起生命的樹根，以及它如何支持我的健康與成長，感受到安全感深植在我生命中，在同時感受到在自由與安穩下，我發現我是滿足的。

E-具體的感受

以具體感受作結，寫下你如何從身體中感受到安全的故事？寫下記得的感受，以及現在寫下這個故事的感受？

我的故事：我的身體記得爬樹時那種興奮的感覺，也感覺到雙手和雙腳的能量。現在，可以感受到同樣的興奮感在身體快速流動。我回憶起自己和這棵樹的連結，當我爬上去，可以感受到能量直達天聽，而在回到地面，則可以感受到樹根的力量。

完成故事後，給它一個名稱並重新讀一遍，感受你是如何停泊在安全的故事中。隨著時間過去，可以寫出一個新的安全（**SAFE**）故事。許多人會發現，寫安全（**SAFE**）的故事可以幫助自己重新建立與安全時刻的回憶連結，並使過往經驗於今日重現，看看這種與腹側安全及規律連結的方式是否適合你。

歌頌安全的許多方式

當能夠更加容易也更常找回腹側安全，就會想要找到停留在那裡的方法，沉浸在體驗裡，並得到系統停泊於規律能量中時在身體與心理上的好處。當被拉進腹側迷走神經而無法與重回規律的自律神經系統共處，就會因某種原因而為憂慮、焦慮、消化問題、呼吸道問題、慢性疲勞、社會隔離及孤獨所苦。一個能靈活回歸腹側狀態的系統有其好處，包括有主觀的幸福感受、增加交友能力，以及善待自己及他人的能力[3]。

找到靠自己及他人停泊在腹側空間的方式，無論那是如何達成的，有一點很重要，那就是，要注意、欣賞並回到這個過程。欣賞可以有很多種形式，它也許是感激的表現、把握體驗的機會，或者單純地了解這個當下的時刻。而有時，會想以龐大、充滿能量的方式為這個時刻做上記號。不是只有一種方法可以注意及欣賞這個過程，整個過程最重要的是意識到並找回腹側狀態的方法，同時以正確的方式了解當下的感受，好進行回歸。

一位朋友和我分享了她的經驗。她家以外的安全處被她稱作死去的背側位置，她熟悉到達那裡的經歷，並最終找到回歸腹側安全的路。雖然她習慣進行這趟旅程，但仍想要找出一種方法來識別回到腹側安全的能力，並牢牢抓住這個經驗。前面已談過回歸停泊在規律中的好處，以及能做到的幾種方式，以下是她和我分享的內容：

我感覺到身體裡有一股能量在鼓動，似象徵再度重獲新生，而我接納了它。接著，我重拾希望，開啟回到腹側狀態的路徑，並再次充滿活力。我嘗試一些方法來紀念和加深這項經驗，好讓我能夠停泊於此。我發現到，僅是為找到通往安全與規律的道路而心存感恩仍稍嫌不足。我需要更積極的讚揚活動來讓系統活躍起來，也就是熱情地宣揚「我抵達了！我達成了！」這幫助我獲得新生並停泊。對於系統而言，透過大聲讚揚來積極認可經驗很重要。讚揚時，會增加我停泊在安全的能力。

讚揚是否會和你產生共鳴？想一下被拉進保護狀態後找到重回腹側安全的方法，並慶祝能回到規律狀態。試著排列某些片語。可能是系統會不想要這種認可，又或者像我的朋友一樣，你可能發現這是一種練習，有助容易回歸並停泊在腹側安全中。

我們也在與他人的連結中找到了回歸安全的途徑，以及用更沉靜的方式來認識這個經驗。在此，我們可使用共同調節的時刻來減少動員或關機的經驗，並加強停泊在安全的能力。我有一位朋友受困於動員的戰鬥反應。這個經驗讓她失去與周遭人們的連結。當她處於動員狀態，覺得每個人都在反對她，她唯一的選擇就是逃跑。以下是她和一位朋友的連結並發現自停泊在安全中的能力發生改變的故事：

雖然和一位朋友待在一起，但仍感覺到被拉進動員狀態中，而且須要逃離。我回想後發現，儘管被拉進生存狀態裡，朋友依然是我的朋友，她總是站在我這一邊，但那時我並不了解這一點。身體不讓我感受或相信這件事，所以我要求朋友幫我做一個聲明。當我停泊在安全中，可以大聲宣告或告訴自己，但當我開始感覺須要逃離，則可以使用另一個聲明。我停泊在安全的聲明是：「我在這裡，並享受與他人在一起的喜悅。」而開始被拉進逃離狀態時，我的聲明是：「當我須要逃離危險，我有可以和我一起走的朋友。」在使用這兩個簡單聲明的幾個禮拜後，我減少了需要立即逃離的需求，更能夠停泊在安全之中。

思考看看你是否對這種用提醒方式回歸腹側安全及停泊在此的方法有所共鳴？想一想用誰來作為共同調節資源？你會寫下哪種聲明以作為停泊在安全的連結？系統可能會發現它很管用，或者可能會發現共同調節不是你的。

品味

品味的練習能幫助我們充分利用安全與規律的片刻或微時刻。品味是關於觀察和慶祝日常小事，當意識到當下的體驗，當回憶或追憶某些時刻，以及能期待即將到來的體驗，就能夠細細品味。當我們意識到這些時刻，並花一點時間主動參與、投入其中，好處是立竿見影的，因為能感受到腹側是安全。從長遠來看，身心會更健康，免疫系統得以增強、更具創造力、對生活更加滿意、思考有彈性，並減少罹患憂鬱症的風險。比起單一時刻，更要品味微時刻的累積。透過品味練習，可以合理化並塑造我們的系統以邁向連結[4]。

—— 探索 ——

投入、欣賞、擴大

自律神經系統天生就知道如何回到安全與規律，而每個人都可以發展出加深這種經驗的方式。我們可以連接到腹側狀態並停泊在此地的方法之一是透過品味的過程。當我們品味，會投入、欣賞並擴大腹側體驗。可以每天花些點時間做品味練習，那只有三個步驟：

1. 首先是投入。將腹側迷走神經帶進意識中，並停下來注意它的狀態。
2. 接下來，欣賞這個時刻，讓意識停留在這裡。
3. 最後是放大。保持上述狀態二十至三十秒，感受這充實的一刻。

盡可能在一整天中多做幾次品味的練習。用這項練習進行實驗，想一想與腹側迷走神經系統能量連結的時刻，甚至是微時刻，單純地與這種經驗相伴，感受身體帶給腹側迷走神經能量的方式，以及這種經驗活躍的方式。花大約二十秒的時間停留，再回到當下。

你可能會發現，花點時間品味是很容易的，或者它具有挑戰性，並放大到所謂的抑制性體驗，這種體驗會發生在思想干擾和停止品味的過程中。我們可能會認為自己不值得有這種感受、感覺良好是危險的，或者如果停下來欣賞這種時刻，會發生不好的事情。當開始探索投入和欣賞的方式，這經驗並不罕見。當它發生，先花五或十秒鐘緩慢進行，然後發展成二十或三十秒。找出支持你投入、欣賞及放大能力的所需時間。每當這項練習從深化的經驗變成減弱的體驗時，就停止。要溫柔、有耐心且有毅力，之後將會發現品味的能力增加。

分享與深化

當把語言添加到體驗中與他人分享，我們會再次品味。請記住，神經系統渴望連結，而和他人分享自己的故事會加深這類經驗。尋找可以用開放的心態和你見面並傾聽的人，品味將在你重新訴說故事時活躍起來，而分享的對象會感受到與你一起經歷激發腹側迷走神經的時刻。

在來到本章探索停泊在安全感中的結尾時，我想要引用魯米詩中的一段話：「你心中有一支蠟燭正準備點燃。」我想，腹側迷走神經的狀態以及因它而活躍的能量，就好比一支燃燒的蠟燭，只要滋養和珍惜它，它就會燃燒得更亮、更溫暖，並帶來健康、成長，以及恢復的能力。

Chapter 8
柔性塑造

每件事都是一點一滴完成的。

夏爾．皮耶．波特萊爾（Charles Baudelaire）

《我的心暴露無遺及其他散文》（暫譯。*My heart laid bare and other prose writings*）

在了解自律神經系統如何運作，以及與它們為友之後，將注意力轉向以新方式柔性塑造系統。在這個世界行走時，自律神經系統會引導我們。若沒有意識到這點，我們的模式只會單純地在背景中運作，即便當模式處於規律中並帶來幸福感，如果不接納自律神經系統並主動投入，便無法以最深入的方式受益。在專注且有意圖之下，就可以用滋養自己健康的方式，找出能塑造系統的路徑。

路徑會帶領我們進入身體已知的正向回饋迴圈。在這種情境下，**正向**這個字單純地代表模式持續活躍中。它可能以微光開始，帶來身體放鬆的時刻，伴隨著喜悅的想法，之後為遇見下一個微光做準備。我們想要了解這種正向回饋迴圈並為其提供資源。

正向回饋迴圈可以讓我們維持在保護的迴圈中。我們的生存狀態會伴隨著自我批評及責怪，而這些信息強化了生存模式。即便是短暫的保護迴圈體驗也會產生強大的拉力，如果不中斷這種模式，就無法重塑我們的系統。舉例來說，我經常被拉進去的故事是：我格格不入，不屬於這裡，而且也沒有權利待在這裡。這種情況來自背側迷走神經位置的連結中斷，而一旦聽見這些故事後，隨著引力的拉扯力量越來越強烈，就越來越難找到回去腹側調節的方法，甚至無法想起這種可能性。

花一些時間探索自己的迴圈，透過尋找動員開始的時刻，感受具體的反應，然後聆聽自己對這個特殊生存故事的想法，注意你的想法及故事如何變強大，並放大這種經驗。持續觀察迴圈是否以崩潰作為結束。注意具體的反應，傾聽故事如何開始，並感受自己是如何被拉進這個經驗，進而掉進失去連結的深淵裡。透過觀察迴圈，創造一個向上的螺旋形連接，以完成探索。注意這種具體的反應，感受腹側連結如何生存並在系統中活躍。進入迴圈帶來幸福感，關注這種停泊在安全故事中的想法。

展開但不帶來壓力

對自律神經友善的態度及與之為友的意念，讓我們可以投入塑造新模式，並強化已經運作的系統。塑造新模式的目標是使系統展開但不帶來壓力。我們想要展開、感受新模式的狀態，並花時間體會它。若需要透過某些體驗獲得力量，或者須要受苦才能看見好結果，就會對系統施加壓力並進入生存狀態。一旦發生這個情況，便無法再塑造系統。反之，如果被迫處在熟悉的保護模式中，這種「沒有痛苦，沒有收穫」的模式對重新塑造自律神經不起作用。為了改變，必須要找到適當程度的挑戰，以持續安全地停泊在塑造的過程中。

塑造是無時無刻關注自律神經系統發生了什麼事，和資訊有所連結，並尊重發現到的事物。這種塑造系統的挑戰及興奮感是，你永遠無法知道自己會走向何方。今天可行的方式對明天來說可能太多或不足。我們正在進行一場自律神經系統的冒險，所以須要備有足夠的迷走神經規律，好在這趟旅程中保持安全。當忽視神經系統，而是走大腦想要我們走的路，我們便會從展開及塑造系統，轉而進入壓力及生存狀態。

我從自身的經驗中學到不能忽視神經系統。大腦可能知道應該要做什麼事，但無論大腦做出什麼決定，神經系統都會採取它認為必要的行動，以確保生存。我曾想要享受時光而不只是匆促地工作，但我交感神經系統的動員能量太強烈，因此想要悠閒、輕鬆過日子的念頭消失。我開始聽見自我批評的聲音，告訴自己必須努力工作，才不會被拉進羞恥與自我責怪的熟悉故事中。當接納了自己的自律神經系統，便理解了今天早上神經系統的其他想法。

一旦進入充滿尊重與好奇心的連結裡，就可以聽見存活反應背後有什麼事物。交感系統將我從恐懼推開，如果不這麼做，我的工作會跟不上進度，永遠無法趕上最後期限。恐懼感很快變成了失敗的故事。知道了助長這種反應的故事，給了我所需要的信息，我因而了解到須要調整早上的計畫，好利用動員能量來增加產能，而不會有緊迫感。我放下待辦清單，把「本週事項」寫在最頂端，提醒自己還有時間。我不想一頭栽進工作，同時也要尊重採取行動的需要，我早上坐在最喜歡的位置喝咖啡、花時間組織計畫，以便可以完成下週待辦清單的每件事項。我雖然沒有計畫要在早上過的這般慵懶，但我能和我的神經系統合作，而不只是起床後直接去工作，我可以騰出時間來反思，並以輕鬆的方式展開新的一天。

現在輪到你了。回想最近何時曾有過對事情要如何進行有很多想法，但事情卻沒如你所願的進行？感受存活反應介入其中的滋味，是神經系統如何試圖引起你的關注嗎？注意大腦和神經系統如果不一致會如何？注意對內在衝突的感受。接著想像阻礙計劃的反應，並傾聽神經系統想要你聽見的故事。是什麼驅動了這些行為和想法？當傾聽這個故事，注意你的感受有什麼改變。

> 若需要透過某些體驗獲得力量，或者須要受苦才能看見好結果，就會對系統施加壓力並進入生存狀態。

塑造過程很重要的一個步驟是要了解，你何時已經超過展開的程度變成了壓力，超過了與模式接觸的地方，變成了你被模式劫持並被拉進生存狀態。當察覺到想法開始有點混亂或失去秩序，就是正陷於遠離腹側停泊狀態，感覺被困在故事中，因而忘記了其他的可能性。

這個展開至壓力的連續體，是讓你了解系統正在展開及塑造的好徵兆，同時也讓你知道，你是何時開始跨越那條線，進入了壓力與生存反應的危險徵兆。

——探索——

展開、品味、壓力、存活

在紙上畫出一條線，在每個間格處寫下展開、品味、壓力和生存。這條線的中心點應該是在品味和壓力之間，好讓展開和品味在同一邊，而另一邊則是壓力和存活。標註此圖的中心點，中心點的上方是腹側空間，中心點的下方是交感和背側神經。用想要的顏色、質感、長度以及寬度畫出這條線，許多人表示，加入影像可以幫助加深連結。在我的連續體中，影像是一隻風箏飛在展開端的長線尾端、品味端是鸚鵡螺殼、壓力端是鋸齒心型，空洞眼神的表情符號，代表在家以外的安全處，是處於背側的生存狀態中。你連續體上的文字會出現什麼影像呢？

展開至壓力的連續體

在這類探索中，利用手指來「走這條線」，或者也可以在一個房間中想像一條線，然後雙腳沿著這條線走。將手指放在標示出中心點的位置上，並回想在變化點上感覺到平衡的時刻。為這個位置命名，我會命名為「邊緣」。請自律神經系統送你一個詞彙，並思考更多的詞句，直到找到一個恰到好處的詞語來命名從塑造到關閉的狀態。現在，將一根手指放在展開及品味一側，另一根手指在壓力及存活側。感受這兩種位置的不同能量。在手指之間轉換平衡，並感受停泊在腹側安全會發生什麼事。

現在轉往這條線的起始點，也就是標示為「展開」的位置。當你準備以新的方式塑造系統，在這個位置上會有什麼感受呢？自律神經系統如何在過程中支持著你，並在做出改變時與你共患難？現在將手指移到標示「品味」的點上。記得要暫停一下並接受改變的感受，全心關注它，甚至感謝它。

在這兩點之間移動，感受一下微小的展開以及品味的方式，以支持塑形。當準備就緒，再度移至中心點並暫停一會兒，接著再移動到連續體的另一側。提醒自己這項探索是在蒐集資訊。

現在，你要到壓力與生存的領域進行實情調查之旅。在這項探索中，你無須完全體會這些狀態，只要了解它們的滋味就好。將手指移至標示「壓力」的位置，並品味這種經驗的滋味。觀察神經系統如何告知你已經跨越中心點，而不再處於塑形的練習中？

現在向生存標記邁出最後一步，停留在此地，了解交感和背側迷走神經狀態帶來適應性生存反應的方式。現在，感受如何在這個位置增強保護模式。接著，往回移動至壓力並注意這種差異，當從存活往回移至壓力，會發生什麼事？

回到中心點，追蹤神經系統的轉換以及浮現在腦海的想法。移至線的規律一端，並找到回去展開的方法。反思這種創造連續體的經驗，並在兩點之間移動。花時間記錄發現到的事物，以及認為需要記住的重要感受。

有許多方式都可以使用到連續體。假如感覺到跨過中心點進入壓力，可以利用連續體找到回去展開側的路徑。如果發現自己一直處於生存反應的線條末端，可以利用連續體減少這種反應，回到壓力端，然後退一步回到中心點。在中心點，可以思考是什麼讓這個當下的經驗對你來說太過艱鉅？當和新的經驗合作，可以利用連續體停留在展開及品味這一側。

當你想要探索新經驗的界限，可以站在中心點並感受進入壓力的時刻。又在展開及品味間「行走」以加深新路徑。

滋養或消耗

重新塑造系統有兩條路徑可循。其一是辨識由動員和中斷連結所驅動的模式。請注意那些正在消耗的模式，並努力減少或解決它們。另外一種路徑便是滋養並找回複製、加深及更多體驗的模式。當感受到受身體症狀及情緒苦惱影響，不知不覺就會被拉往耗竭的模式。關注改變模式是起點，但不會是終點。為了充分體驗幸福感，不只要關注耗竭的路徑，也要關注充足的路徑。

第一步是有能力辨識出自己如何經歷耗竭與充足的時刻。依此我們可以減少或解決耗竭的經驗，並複製充足的經驗。利用自律神經的層級，從處於底層的背側狀態開始，經驗會自動耗盡。當感覺到背側系統的拉力，身體會有一點麻木，並退回至環境中，開始認為自己並不屬於這裡。反思最近進入背側崩潰的經驗，並注意身體發生了什麼事。在背側位置的自律神經耗竭位置，你的行為及信念是什麼？在開始辨識身上發生的事情時，花時間記錄發現到的事物。

往上一層級移動，回想進入交感神經戰或逃反應的動員經驗。在這種情況下，我感受到上臂受到猛擊，胃有一點緊縮，無法停留在這裡，並開始覺得須要立即逃離。注意自己對身體、行為及信念中的這種耗竭模式有何感受。當知道這裡發生了什麼事後，花時間記錄發現到的事物。

當抵達安全與規律階級的頂層之後，這種經驗會從耗竭變為充足。當它發生，會感受到身體充滿輕鬆感，能輕鬆度過一天，這個世界也會提供你探索的機會。回想一下給你帶來腹側迷走神經資源經驗的時刻，注意發生了什麼事？充足的經驗如何在身體、行為及信念中出現？當開始了解你發生了什麼事，記錄你所發現的事物。

有了辨識耗竭與充足事物的能力及探索經驗的指南，可以利用指南快速進行調查，反思最近哪些經驗使你必須戰鬥或逃跑，哪些則讓你精疲力盡或麻木、崩潰，並為那些滋養並使你感到充實的經驗命名。

以新的方式塑造系統，是隨著時間展開的溫柔過程。雖然我們希望改變立刻、馬上就發生，但自律神經系統最常找到的方式是創造新模式並加深已經存在的路經，同時，透過不斷重複進行的小事情來滋養。居禮夫人在她的自傳中寫道：「我所受的教育告訴我，進步不會是容易或者神速的。」同樣地，塑造神經系統不會如閃電般的瞬間發生，而是在不重要的時刻累積而成。塑造需要耐心、執著、持之以恆。本章的下一節將探索如何滿足這項需求。

狀態及聲明

在此，我想提及一首漢克・威廉斯（Hank Williams）的歌〈我寂寞到想哭〉（*I'm so lonesome I could cry*），並借用這首歌來進行以下的練習。我們經常產生的某種想法會遵循以下的句子結構，「我……（某種感覺）到想要……（某種行為）」。舉例來說，「我累到想要放棄」「我氣到想要尖叫」「我高興到想要對這個世界微笑」。每種自律狀態都在透過這些句子傳遞訊息給我們。

—— 探索 ——

我……到想要……

透過傾聽系統的話語來開始這項探索。利用以下句子的結構「我……到想要……」，來關注這種時刻，並將出現的任何文字時填入空格裡。

利用出現的句子，思考狀態想傳遞給你的訊息。你是否對這個從腹側狀態浮現的句子感覺到有規律、有趣而充足？文字是否因來自交感神經狀態而帶有危險的滋味，以及被太多能量所充滿？或者這些文字也許是來自背側狀態，捕捉到了失去希望、連結及關機的感受。

下一步是寫出三個句子，每個句子都來自自身的狀態。從連結你的背側與交感神經的生存狀態開始，看出現了哪些感受或行動，以便完成這些句子。以感覺並做出創造受到腹側啟發的句子結。

利用現在擁有的各種狀態的句子，可以藉由採用原始句子並為每種狀態寫出配套說明，來探索塑造新模式的方法，並維持感受（我……到）但改變原來的行動（想要……）。這個目標是將足夠的規律能量帶進寫作中，以緩和兩種生存路徑，並加深安全與連結的路徑。

利用上述方法，從背側崩潰狀態浮現的句子如「我累到想要放棄」可以變成「我累到可以休息一下」。

因交感神經刺激而產生的句子，可以從「我氣到想要尖叫」變成「我氣到可以休息一會兒再繼續」。

而由原始腹側引起的句子「我高興到想要對這個世界微笑」，可以寫成「我高興到可以聯絡朋友並花時間和他們在一起」。

回到你的三個句子和在背側、交感及腹側句子中確定的感受（我……到），並考慮不同的回應（我可以）。帶一點腹側調節能量至在交感及背側狀態中寫下的句子裡，並寫下新的結尾。為了能夠施行這項做法，你可以回到腹側外的迴圈，並想像它開始發亮，觀察在腦海中所創造的腹側迷走神經景象，或觸碰身體中連結你腹側迷走神經狀態的地方。當感覺到停泊在腹側系統到足以探索不同的結尾，在這些句子中填入行動的部分。透過加入腹側系統的調節所引導的行動來運用可柔性塑造生存反應的文字。以停泊在腹側調節中所寫下的句子來結束探索。增加一個動作，擴展經驗，邀請自己進入品味的時刻。

這是個快速且能簡單觀察模式的方法，也是一個以新方式塑造它的方法。我們經常會對自己說「我……到想要……」。當聽見這樣的說法，將注意力放在句子的第一部分，加入一些腹側能量，並另尋結尾。

注入規律

另一種塑造系統的方式是透過呼吸。呼吸是由自律神經系統所控制。這雖是自律過程，但也能透過意念操控。呼吸是通往自律神經系統的直接路徑，除了是調節的資源，也是生存狀態的催化劑。調息法在幾世紀以來都是做為瑜珈練習的一部分，有許多美好的資源都可以深入探索呼吸的力量。

探索時，利用呼吸來塑造我們的系統，很重要的一點是，須記住每次呼吸的方式。對大多數人來說，呼吸練習可以是危險的線索。改變呼吸的節律與循環，會開始快速地轉換自律狀態。即便只是單純地注意呼吸，都會使其變得緩慢而更加深沉。當開始放慢呼吸，或做深呼吸，非但不會讓我們找到安全與調節的方法，反而可能會跌入連結中斷及崩潰的狀態中。

成人正常的呼吸速率是每分鐘介於十二至二十次。找出呼吸速率一個簡單的方式是，計算每分鐘吐氣循環的次數以作為基準值。這可以讓我們開始以不同方式探索呼吸的動作。一般來說，觀察呼吸模式時，較長的吐氣（吹泡泡是練習用較長時間緩慢吐氣的有趣方式）、緩慢呼吸（使用每分鐘呼吸頻率來進行追蹤）、阻力呼吸（想像是在用一根吸管來吐氣）可帶來更多腹側迷走神經能量。快速呼吸、不規則呼吸或大力地吸氣、吐氣會增加交感神經活動，而適當的吸氣及吐氣長度則會維持自律平衡的狀態[1]。

進入這些探索時，先從單純地關注開始。找出身體能感受到呼吸正在流動的位置，那可能是位於胸腔、腹部、肋骨側邊、下後背或鼻腔下方。花時間找出這些和呼吸進行連結的位置。在幾次呼吸循環中追蹤吸氣和吐氣的路徑，好更加了解此事。

呼吸的時候，將意識帶進腹側的煞車器裡，觀察它如何運作。請記住要稍微放開腹側的煞車器並在吸氣時增加心率，然後再重新以腹側的煞車器介入，並在每次呼氣時減少心率。在不做任何改變的情況下，再密切注意幾個呼吸循環，單純地與你的呼吸同步。現在花點時間了解呼吸和狀態連結的方法。在階層中運行並感受呼吸節奏如何改變，當被拉進背側的崩潰狀態或感受到交感神經戰或逃的動員反應，以及停泊在腹側安全及規律中，請注意你的呼吸。

在下一個練習中，我們會探索一些與呼吸同步的簡單方法，並開始利用呼吸來塑造你的調節途徑。探索這些練習時，讓自律神經系統成為嚮導，並維持停泊在腹側狀態，以及停留在連續體展開及品味的這一側。

探索
呼吸節律

將注意力及意念帶進呼吸節律的方法是，每在次的吸氣和吐氣時加入一些句子，將呼吸和語言結合起來。尋找一組詞句以描述吸氣時能量輕微上升和吐氣時恢復輕鬆的狀態。舉例來說，像精力充沛、休息或尋求，以及接收。做個實驗直到找到適合你的句子。你可能會發現，有一種組合感覺很渾然天成，讓你想仰賴這些句子作為與呼吸的連結。或者你可能喜歡擁有選項，想找出幾組與呼吸相合拍的詞。一旦找到適合自己的句子，就用它們進行將集中意識帶進呼吸節奏的實驗。在每次呼吸抵達又離開時回想這些句子，並注意發生了什麼事情？試試看如果大聲說出這些句子時會發生什麼事。試著將手放在前一次探索時所找到的呼吸模式，並看它會如何改變體驗。

雖然擁有許多可靠的文字組合能將我們與呼吸進入連結起來很令人欣慰，但某些時候，我們也想要嘗試實驗看哪些文字會在這些時刻中浮現。接收並傾聽在呼吸時出現的句子，以及隨呼氣出現的句子。

傾聽幾次呼吸循環，觀察是否出現一套模式，或者每次的呼吸循環是否會帶來新的句子組合。保持開放及好奇心時，通常會發現新的事物。

每次呼吸時，肺部會擴張及收縮，橫膈膜會先改變形狀，好騰出空間給氣體，並協助將氣體推出體外，而胸腔及腸道也會隨之上下起伏。除了這些和呼吸節奏相關的生理動作，你可以在吸氣和吐氣時加入有意的動作，並感受到呼吸以帶來規律的方式在運行。

——探索——

和呼吸一起運作

探索可增加的動作時，你可以想像移動，或用動作來表達移動。不論你的選擇是否會讓探索活躍起來，都要選擇會讓你停留在連續體展開端的方式。首先在吸氣時邀請一個動作加入，接下來檢視伴隨吐氣時所做的動作。現在將這兩種動作加入呼吸循環中，感受身體和呼吸共同運作的感覺。

另一種使用呼吸作為塑造練習的方式是嘆氣。嘆氣是肺部保持健康的自然方式。我們每小時中會不由自主地嘆氣好幾次，以進行深呼吸的方式使肺部中數以百萬計的氣囊膨脹起來，然後再深深地吐氣。嘆氣被稱作是系統的重設器。嘆氣的象徵是長而可聽見的吐氣，這被認為不僅可直接影響生理，也可影響想法。除了在背景中運作、不由自主的嘆氣，有意的嘆氣可中止並短暫地重設自身狀態，也可加深調節及連結的經驗[2]。

探索
嘆氣

在開始關注呼吸時，不要以任何方式改變它，而是單純地跟著呼吸循環的節奏。注意它是以自己的方式充滿在你體內、進入你身體中，然後再度離開。好好感受呼吸循環的節奏。現在，透過在下一次呼吸時深深地吸氣來中止呼吸模式，並將吐氣轉為嘆氣。經過幾次的呼吸循環後，你可以不時在中間加入幾次嘆氣。

嘆氣有幾種基本方式。在挫折時嘆氣會釋放能量，而在感覺沮喪或憂鬱時嘆氣則是為了找回一些能量。我們會因鬆一口氣而嘆氣，為的是找回規律；因滿足而嘆氣則是為品味停泊在安全裡的經驗。

探索每種嘆氣的方式並感受呈現出來的反應。從因絕望而嘆氣開始，感受開始崩潰和隨之而來的能量消耗。將下一次的呼吸轉為深呼吸，並在中斷呼吸模式時，看看會發生什麼事。接下來讓來自交感神經系統的戰或逃的能量進來，感受些微失調的狀態，並為挫折嘆一口氣。隨著嘆氣釋出一些動員的能量，注意伴隨嘆氣而來的想法及狀態會如何進行轉換。現在，去感覺些微失調的狀態，並找出停泊在規律的方法。注意因鬆口氣的嘆氣而出現的經驗與想法。當維持在連結的狀態，你會因滿足而嘆一口氣。讓呼吸訴說輕鬆、沉著、感覺受到滋養而充足的故事。傾聽這個故事、接受它並品味它。有意識的使用嘆氣是積極塑造自律神經系統的柔性溫和方式。

感受觸摸

觸摸是神經系統溝通的基本方式。當觸摸到某人，就是在與對方分享自己的神經系統狀態，相反地，當被他人觸摸，就會知道對方的系統狀態。觸摸可以使我們快速地進入連結，或啟動保護的路徑。無論是一次親密的接觸、社交的接觸、溫暖而友善的接觸，觸摸是都幸福不可或缺的要素。觸摸會刺激自律神經系統，幫助你減少憂慮、焦慮及壓力。觸摸可以安撫心血管系統、增加免疫功能，並減少疼痛。加州大學柏克萊分校至善科學中心（Greater Good Science Center at UC Berkeley）的達契爾・克特納（Dacher Keltner）教授將觸摸視為預防藥物。甚至我們的語言也反應了我們對觸摸的重視，我們邀請他人與自己保持接觸，想知道為什麼人們如此敏感，並容易受經驗所感動[3]。

探索

觸摸連續體

當我們想念被觸摸，就會變得非常渴望觸摸，而在有足夠的觸摸體驗時，你就會受到滋養且滿足觸摸需求。我們經常遊走在觸摸經驗的這兩端之間，並在過程中使用連續體找到沿途的停靠點。

劃一條線，並在這條線上的一端標下「渴望觸摸」，而另一端標下「滿足觸摸需求」。找出這兩端的標籤，並寫在線的下方。找出當開始從渴望轉換至滿足的中間點，並為之命名。然後從該位置移動至任意方向，並命名沿途的點。當轉往渴望觸摸或滿足觸摸需求，神經系統發

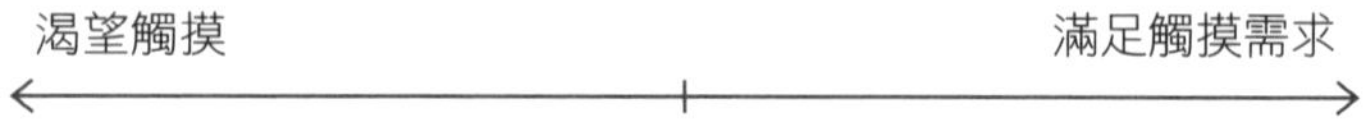

觸摸連續體

生了什麼事？

觸摸連續體後，現在好奇心將帶你到那條線上的位置，花一點時間在連續體之間移動，直到找到可代表現在經驗的位置。這個位置會告訴你該做什麼事的資訊。

如果你處於中間點，接下來你圍繞、觸摸所做出的選擇將使你走向渴求或感到滿足。如果你是在這條線的渴望端，探索如何可找出系統失去觸摸的時刻。如果處於滿足端，首先檢查你是否在符合當下需求的位置。如果是，停下來並品味這個感受。如果仍感到渴望，就去尋找更多觸摸的時刻，進一步移至滿足觸摸的方向。

我們的觸摸記憶保存在神經系統中，碰觸到記憶時，就會再度進入保護或連結模式。不受期待或不想要的觸摸回憶會啟動生存狀態。回想你生命中當觸摸不受歡迎的時候，注意什麼時候進入戰或逃或崩潰狀態。

觸摸也可帶來調節反應，並幫助我們停泊在連結中。當觸摸受到歡迎，尋找這些時刻的回憶，並感受這些經驗如何帶你進入安全與連結中。如同自律模式能以嶄新的方式塑造一般，現今的研究表示，我們可以透過回憶更多觸摸時刻，來創造更多感動的回憶[4]。

如果生命中有人曾讓你感到安全、能夠深入接觸，你就可以探索接觸以及受感動的方式，使腹側迷走神經狀態活躍起來，並啟動生存狀態。

受到他人的社會性互動系統的邀請，你是否會以靠近連結的方式回應，或者進入保護狀態？將你的手輕放在背上是否會帶來調節，或者會啟動生存狀態？辨識那些會中斷連結的接觸，並尋找觸摸別人和受到觸摸的方式，好重回腹側調節並幫助你停泊在此。

自我觸摸法是體驗觸摸的另一種方法。當感覺到不知所措，將一隻手放在前額上；驚訝或受到驚嚇時，我們會不自覺快速吸一口氣並將手放在心臟上；當被特別的事物所感動，你也會將手放在心臟上。對許多人來說，將手放在心臟上是回到規律的邀請，而將手持續放在心臟的位置則會加深經驗。現在不妨試一試。將一隻手放在心臟上並感受自律反應。找到正確的位置以及正確的觸摸方式，好讓這個經驗成為安全而有規律的經驗，並傾聽這個觸摸所帶來的故事。

探索自我觸摸的其他建議是握住脖子。想像你正在和社會性互動系統的源頭連結，或將一隻手放在心臟上，另一隻手則放在臉上，記住臉部—心臟連結的動作。試著交叉手臂並給自己一個擁抱，或者兩手交握做出祈禱或雙手合十的姿勢，試著用這些方法觸摸自己的腿腳。某些觸摸的方式你會感覺受到滋養，某些方式會是中性的，而另一些則會令人不舒服。花時間探索不同的觸摸方式，看哪種會帶給你交感神經或背側狀態的滋味，又有哪些會加深腹側經驗。運用所學到有關自律神經系統如何變得耗竭或充足的知識，來找到適合自己的方法。

最後，我們可以加入鏡像觸摸法至自我觸摸法之中。在鏡像觸摸中，你和另一個人可以共同參與這種自我觸摸法。一個人負責提供，而另一人負責跟上腳步，然後進行角色的交換。有時候鏡像觸摸會深化經驗，更接近連結的體驗，而有時則會促使人進入保護狀態。彼此間可以感受系統往同一個方向或相反方向移動。在探索鏡像觸摸法時，請記住，沒有絕對正確或錯誤的方法，這只是神經系統在這種時刻運作的方式。

結束這個章節前，請反思柔性塑造的過程。塑造過程會以多種方式隨時間推移而發生。當開始探索，我們不會知道哪種練習能讓我們進入規律中。找尋多種方法來練習塑造，好讓我們能選擇在任何時刻為系統帶來挑戰的程度，並讓我們維持在展開及品味端。塑造系統需要毅力才能回歸到練習，也需要耐心好讓改變隨時間演進而展開。下決心開始塑造系統，並找出可以持續進行的練習。深入這個過程，讓溫柔和善良的特質與你同行。

Chapter 9

重寫故事

故事讓我們更有活力、人性。

更有勇氣也更有愛。

馬德琳・恩格爾（Madeleine L'ENGLE）

《高山之石》（暫譯，*The Rock That Is Higher*）

透過神經系統的角度，自律神經狀態及自律神經模式的微妙轉變會轉譯成新的故事，說明我們是誰，以及我們如何在這個世界上航行。人類本身就會說故事、製造意義。透過自律神經系統，我們會創造故事，然後活在故事裡。始於身體的資訊，會經由自律路徑遊走至大腦，而大腦會創造故事來理解身體裡發生的事情。當身體改變，故事也隨之改變。

不同狀態會帶來不同的故事。背側狀態關機的故事是與失去希望、失落，或與世界其他人失去連結相關，這些都是屬於格格不入、不被看見及獨自一人的故事。當碰觸到背側生存狀態，你的故事會是什麼？

從交感神經動員的狀態來看，故事會與逆境有關。我們不關心連結，只專注於生存，是有關生氣與焦慮，行動與混亂的故事。當接收並傾聽交感神經生存狀態，會聽見哪些故事呢？

從腹側狀態的規律中，這些故事是與可能性與選擇相關，是連結的故事，讓人感覺能應付挑戰，是在這個世界上會令人感到足夠安全好進行冒險與探索的故事。你在傾聽安全的腹側狀態時，會有哪些故事浮現呢？

在學會與自律神經系統為友時，你會發現到系統的故事不是死板固定，而是會隨時間改變的。學會調整時，會發現至少有三種故事等著你去傾聽。每種狀態都有各自的故事會吸引我們的注意力並引導我們去體驗當下最活躍的故事。當你記起能進入不止一種故事，可以帶著好奇心傾聽每個狀態，打斷生存故事並深入安全的故事中。

傾聽三種故事的其中一個方法是利用特殊的經驗，並從各種狀態來觀察它。我認為就是透過狀態的角度來看待它。我們與狀態相連結，並以這個觀點看待外在的世界。在探索中，我們想要選擇渺小的日常經驗，其具備一點苦惱的味道，然後在階層中遊走，好從各種狀態看這種經驗，並傾聽故事。

這裡提供一個例子，是我從各種狀態的角度來看待我的生命，並以三種與眾不同的方式來感受經驗。我選擇的經驗是探索打翻早晨咖啡的時刻。這個是一個很簡單的故事，不單是來自日常經驗，而且它不會影響我的安全並對生命造成重大影響。在這項探索中，我想要確保能先感受到規律，並停泊在腹側安全中，然後開始深入背側失去連結的狀態，結果我的故事變成了**不值得嘗試的故事**。接下來，由交感神經動員開始，我聽見的故事是**如果更努力嘗試、更努力工作、更專注一點，就不會那麼沒有競爭力**。最後，透過腹側調節的角度來看，現在這個故事轉變成**「這只是一個意外」，而不是生命的預兆。**

> 人類本身就會說故事、製造意義。透過自律神經系統，我們會創造故事，然後活在故事裡。

探索

傾聽三種故事

現在輪到各位了。選擇一個你感到好奇、渺小的日常經驗，並須對此感到具挑戰性。在開始傾聽體驗之前，首先找出在腹側的停泊狀態，運用一些之前在探索所學過的方法，感受規律並準備安全地接收與傾聽（可以回到第二章並重新造訪腹側景象。進行第六章「和線索進行連結」的練習，或以第七章的方式在腹側連續體行走）。

遊走至階層底部的背側構成要素。以背側迷走神經系統的角度，短暫凝視並傾聽經驗的故事。往上一層進入交感神經狀態，感受哪些能量開始進行動員，並透過交感神經系統的角度去觀看。現在，你會如何去聽經驗的故事呢？現在，回到階層頂端的腹側狀態上，停泊在此，透過腹側系統的角度去看待它，並傾聽這個故事。

請注意，各種狀態會帶來完全不同的故事，傾聽三種故事會如何影響經驗？這種快速傾聽的練習提供了一種簡單的方式，使我們意識到不同的故事，並了解我們無須停留在一種狀態和它的故事裡。

對自律故事建立傾聽的技巧，可有助你進入接下來重寫故事的探索裡。當以嶄新的方式溫柔地塑造系統，並深入連結的滋養模式中，你就會進入重寫故事的時空當中。這是一個專注於發生微妙的自律狀態轉換，其發生並交織成新陳述的時刻。你可以用不同方式訴說和聆聽故事，包括透過藝術、行動、文字。每個人都有自己偏好的方式去接收、創造和分享故事。

我熱愛文字，運用文字和玩文字遊戲使我感覺到安全與連結。行動對我來說是更具挑戰性的經驗，通常是在背側狀態活躍時，那會為我帶來失去連結的滋味，而藝術創作也會帶來類似的自律神經反應。我曾對同事及朋友進行調查，發現一般人都會有自己偏好的路徑。思考有關藝術、行動、文字的類型，感受自律神經系統的反應。與其傾聽大腦和其訴說的認知故事，不如嘗試是否能讓自己的神經系統成為嚮導。自律神經系統告知的路徑，哪些是你偏好接收、製造、分享故事的路徑？又有哪些路徑會讓你覺得有挑戰性？

無論你選擇哪種路徑，都可以嘗試傾聽。做一個小小的改變，然後再度傾聽，聽見故事如何以嶄新的方式被塑造出來。在此，提供讀者們探索行動、影響及文字的運用方法。如果在這些類型中，其中一種會使你現在難以負荷，請回到原來的狀態，之後再進行探索。保持展開與品味的經驗很重要。尊重自律神經的智慧則是非常重要。

探索

和故事同行

行動是體驗保護與連結狀態的方法，而從各個狀態中浮現的故事都有自己的節奏。無論你是否擬定行動，或它只在想像中活躍，行動都是塑造新故事的路徑。

轉換模式

開始這項探索時，先回到記憶中的某個時刻。當被拉進背側關機或交感神經動員的狀態，尋找代表這種保護模式的動作。找到一種移動方式，描繪出陷入生存狀態，無法找到出路的感覺。那可以是一個局部或全身的動作（見後文「擺脫困境」的例子）。剛開始只是想像這個動作，想像這個動作時，自律神經系統會感覺到它，而運動皮層會加入這個體驗並帶來活力。想像你的動作，感受被困在這個模式的感覺。現在試著制定這個動作，無論是坐著或站著都可以，總之要把這種動作帶入生活中。如果無法負荷這種感覺，或太深入這種體驗，使你從展開的界線跨到壓力狀態，就回到想像這種動作的狀態。如果做這個動作會讓你感到安全、能掌控，就繼續做這個動作並感受身體是如何進入保護模式的經驗。在聽到以這個特殊的運動方式帶來的故事時，傾聽你的神經系統在訴說些什麼。

現在，對這種模式進行細微的改變，無論是透過想像或行動。改變動作並進入新模式中。這項細微的改變會將你帶往何處？傾聽伴隨這種轉變而來的故事，如果這個改變將你從保護狀態中帶離，進入連結的感受和開始一個新希望的新故事，就停留在這個新動作中，並感受它的節奏。如果這項改變沒有使你從保護模式中離開，故事仍停留在那裡，就試著用另一種動作進行細微的改變。

做個小實驗直到你能感受到變化和萌生可能性。傾聽新故事的開端，運用新動作使你進入連結。嘗試在舊模式與新模式之間移動，感受身體的不同之處，並注意狀態的轉變，接受能夠在狀態間靈活轉換的體驗。當感受到身體的不同及注意到狀態的轉變，傾聽你這些模式間移動時所浮現的故事。

擺脫困境

有時候我們會受困在保護模式，無法擺脫這種狀態。當發生這種情況，移動是安全的方式去探索受困的經驗，也是創造新模式並邀請新故事的開端。透過找出受困的模式來開始探索，用想像或實際做出這個動作，看看出現了什麼圖像或感覺。傾聽重複模式中的故事。

現在，以將你從模式中釋放出來的方式改變動作，從陷入困境到擺脫困境的過程中，影像、感受和故事發生了什麼改變。最後，當在受困與脫困這兩者間移動，感受狀態會如何改變？

以下是我受困及脫困的例子。我的第一個動作是進行前後踏步的循環。我會想像自己處在這種模式下，並看見自己受困於沒有結局的循環路徑上，因為沒有出路而絕望。我站起身來，好像正走在這條路上，就在我重複無止境的前進後退動作，我聽著受困的故事，得無法再度前進。之後我簡單地踏出了一步，離開了這條路。我停止前進後退的動作，站在路旁。我踏出這個模式後佇立了一會兒，感受這種不再回到舊常路徑的感覺。然後我試驗了在前進後退之間運作的模式和向側面近步的簡單動作之間移動。我重複了這個循環幾次，感受到身體的變化並注意我狀態的改變。我開始聽見不同故事的開端，在這個故事中，我不再無能為力。

深化連結模式

動作也可以幫助我們深入停泊在連結之中。回想你停泊在腹側狀態，並創造代表連結、調節及安全的動作。找出帶來能量流及可能性的動作。就像你在保護狀態中的動作，那可以是局部或整體的。當神經系統固定在這個動作，運動皮層會進入到這個體驗中，你會感受到它的活躍。適應這種模式的重複節奏。現在，你是否可以將想像中的動作付諸實踐？同樣地，如果覺得無法負荷，開始從展開狀態進入壓力狀態，就讓移動回歸至想像中。無論如何，與這種動作連結，都會給身體帶來連結模式的體驗。

現在稍微改變一下這種模式。尋找能深化經驗的變化，並做出細微改變以進行遊戲，直到你抵達感覺正好的位置。傾聽動作帶來的幸福故事，現在，重新擬定動作的順序，感受從一個動作轉至另一個動作時發生的深化經驗，並傾聽從經驗中浮現的故事。

探索

想像一個新故事

想像力會促進感知並引發強而有力的訊息，即便是短短一分鐘的想像經驗，都會對自律神經系統產生影響[1]。這項探索利用我們如何塑造對神經系統的理解和想像力來創造一個新故事。

請依據以下基本步驟來想像一個新故事：

1. 與保護或連結狀態有所連結。
2. 創造可代表這種狀態的影像。
3. 傾聽這個影像所帶來的故事。
4. 藉由加入或帶走一項小元素來改變這個影響。
5. 停下來看經驗和故事發生了什麼事。
6. 重複這個過程，直到你覺得展開的程度夠了，再多就會讓你陷入壓力。
7. 在這個新影像中休息一會兒並傾聽新故事。
8. 花一點時間體會這種感覺。

在探索保護狀態時，無論是交感神經的動員或背側關機的狀態，目標都是要針對影像做出細微的改變，好讓浮現的故事帶你接近安全與連結。在探索連結狀態時，目標則是要針對影像做出細微的改變，加深安全的故事。

以下是我最近在探索背側位置失去連結的例子。我依據步驟想出了一個新的故事，我的想像始於荒蕪的景象，萬物死寂，唯一反映出的色澤是灰色。伴隨著這個影像的故事是在一個不受歡迎的世界中被忽視的故事。我首先加入的事物隱約帶有藍色的色澤，故事就這樣稍微從不受歡迎的世界轉移到一個沉睡的世界。之後我加入了準備發芽的小型綠色植物，於是這個故事再度改變。現在有生命正在萌芽，這個世界看起來正開始準備甦醒。我停在這裡，感覺展開的程度正好，太多就會進入壓力狀態。

試著自己探索看看。首先連結保護的時刻，透過影像帶入生活中。加入顏色、聲音、氣味、能量，以及其他元素好完成這個影像。當感覺這個影像已經完全成形，傾聽這個故事。

現在，對這個影像做些細微的改變，例如改變一項細節、一件能帶來規調節量的事情。現在這是什麼樣的故事？花點時間去傾聽。

改變另一項細節並再度傾聽。現在這個故事會如何改變？持續玩改變小細節的遊戲，並傾聽新的故事。記住，創造新故事的過程是為了讓你展開而不是帶來壓力。當感覺達到展開的邊緣，停下來並反思改變故事的方式。藉由加入品味練習，強化重寫故事的過程。

1. 專注：專注在新影像及故事上。

2. 欣賞：感受影像及文字的豐富性。
3. 放大：維持在這個體驗中達三十秒。

探索

有文字的故事

語言是人類生活中不可或缺的一部分，選用的文字可以幫助我們從保護模式移出，並強化安全與連結的經驗。即便改變其中一、兩個字，都會對神經系統有重大的影響。我們可以利用簡單的三步驟，運用文字探索塑造我們的狀態和故事。

1. 寫下一個句子，簡短說明保護或連結的狀態。
2. 以某種細微的方式來改變這個句子，或是替換、刪除單字，或是加入一個字來改變這個句子。對於保護的信念，改變探索，使信念轉向連結的方向。舉例來說，「關係是危險的，最好靠自己」可以重新改寫成「某些關係是危險的，有時候我最好靠自己」。
   對於連結的信念，探索將信念轉變為更深層次的變化。舉例來說，「我停泊在安全與連結的狀態中」可以變成「我安穩地停泊在安全與連結的狀態中。」
3. 反思自身狀態以及改變後的故事發生了什麼改變。

現在，嘗試進行這項練習。

首先寫下句子，描述保護狀態的背側感受。改變其中一個字，寫下新的句子，將意義轉向連結的可能性。用新句子反思現在的狀態和故事發生了什麼改變。重複寫下句子的練習，使交感神經的保護狀態活躍起來。現在，改變一、兩個字並寫下新的句子。要找到能將信念轉向連結方向的文字，並反思對自己狀態及故事的影響。最後寫下由安全連結的信念所啟發的句子作結。改變其中一、兩個字並寫下新的句子好加深這個經驗。反思這個句子如何改變你的狀態並重塑你的故事。

在這個簡單改變一、兩個字的練習中，你可以聽到新故事的開端。

存在於兩者間的經驗

混亂（chaos）來自希臘文**khaos**，意思是「空的空間」或者「事物產生之前的空間」。重寫故事的過程，須要我們駕馭處於兩者之間的脆弱性。我們不再受困於舊故事中，但卻未在新故事中站穩腳步。就好像空中飛人在跳躍時放開桿子，朝向另一個桿子前進。當進入其中的空間，我們可因具備信心而冒險，並探尋接下來會發生的事物。在我的一生中，深深了解這種過程，也曾經歷許多冒險，但也驚險著地。停下來一會兒並思考在你一生中曾經歷的冒險。有些人比起其他人能更安穩降落，就像我一樣。

——探索——
冒險及降落

透過思考曾身處的模式開始，這種模式不在滋養神經系統，而是來自生存狀態。花點時間與這種意識共處，並了解保護狀態運作的模式。利用日記記錄發現且想要記錄下的事物。

放棄

開始考慮放棄你的模式會是什麼樣子。想像當看見自己踏出那種模式，藉由填寫句子尋找讓你擔憂的事物，「如果我踏出這個模式，我會……」。重複這個練習幾次，直到你感覺已充分了解可能會出現什麼事物阻礙或讓你擔憂。了解這些擔憂後，運用同樣的句子「如果我踏出這個模式，我會……」來尋找希望。同樣地，多次運用這個句子來感受希望能幫助你放棄的方式。最後，想像放棄的時候，注意你的神經系統發生了什麼事。

賭一把

將目前收集到的資訊，想像成你真正踏出熟悉的模式，進入未知的領域。你可能只會看見踏上階梯的第一步；或看見一座橋卻不知道它會通往哪裡；或者只看見自己變成空中飛人在空中飛行。當想像自己進行冒險，記住，你仍不知道會往哪裡走，只知道準備好踏出舊有的適應性生存模式，帶上足夠的規律、腹側迷走神經能量來支持你往前。你因而能看見自己將進行一場冒險，這冒險可將你帶至嶄新、未知的地方。運用日記記錄這種冒險的體驗。

安全著陸

最後，當降落在一個新的領域中，你不須要看見這個新奇地方的所有元素，只要感受腹側迷走神經系統將你置於安全的地方，並歡迎伴隨而來的好奇心就好。處在這個未知的地方是無傷大雅的，環顧四周，也就是你剛降落的新地方，並記錄所發現的事物。

現在回去檢視在這四個步驟中所發現的事物。感受狀態與狀態之間的轉換，以及在故事中系統展開的方式。你是否有足夠的安全線索可以進行想像？你能夠隨時回去重新審視冒險及降落的步驟，並加入些元素，使之與腹側調節有更多連結。無論何時，當你了解了處於重寫故事的過程，回到這四個步驟以及其中的空間，或開始考慮賭一把時，請將步驟當作資源來使用。

我想要用關於改變的故事來結束這個章節。穿行在寫作中，你會發現「冒險及降落」探索的四個步驟、太陽的微光，以及可預測的共同調節（動物）力量，以創造進入新故事所需的安全感。

旅程

很久以前，有一位年輕女性準備出發踏上一段旅程，像她家族中的所有女性一樣，她背上揹著一個沉重的獨木舟行走。路上布滿許多石頭，讓她一直想放棄。每次當她決定放棄，就會有一縷微小的陽光照耀她，溫暖她的心。最後，她來到一條看起來既危險又難以跨越的激流，在河的另一邊看到一片美麗的綠地，只要到達綠地，她就可以安全地休息了。

這位年輕女性勇敢地乘上獨木舟出發，卻被捲進漩渦中，她死命掙扎，但力量不足以和這條河對抗，結果被這股溪流帶至下游的幾公里外，直到抓住一棵樹垂吊在河床的枝柳。她緊抓著這條枝柳，集中力量將自己和獨木舟從河中拉起。在河床邊休息時，她蜷縮在獨木舟底下以獲得庇護。她知道自己不能一直待在獨木舟底下，而且她想要知道河的另一邊是什麼樣的世界。所以這位女性再度將獨木舟揹在背上並開始步行。在山丘低谷中行進時，遇到了許多友善的動物。動物們問她為什麼要揹著一個獨木舟，她說這是她家族的傳統，她必須跨過那條河。

動物們告訴她，在這個國家中，這個地方就只有這條河流，如果要冒險，最好不要揹著這個獨木舟。於是這位年輕女性放下獨木舟，並試著在沒有獨木舟的情況下走幾步路、但她總是又重新把它揹回去。她沒辦法想像沒有獨木舟會是什麼樣。沒有這個重擔的感覺好奇怪。

走了幾里路後，這位年輕女性來到一座山，動物們說山的另一邊有遍布花朵的美麗草地，但她要如何在揹獨木舟的情況下爬過這座山？她可以相信說她不再需要獨木舟的動物們嗎？可以想像沒有獨木舟的生活嗎？動物們在她思考的時候坐在她身旁，她已經走了很遠，這是一趟非常艱辛的旅程。她很想要到達草地，動物們在發現她的時候就一直和她在一起，也許她真的可以信任她們會和她在一起，也可以相信牠們所說的話，也許她真的再也不需要這個獨木舟了，也許是時候把獨木舟丟掉了。它永遠會是她記憶裡的一部分，因為她知道自己沒辦法將獨木舟帶上山丘。

這位年輕女性在放下獨木舟時哭了出來，她曾經試過好多次，這次會有所不同嗎？先前溫暖她的微小陽光現在變成一道陽光，她有動物朋友和她並肩同行，她知道爬這座山很困難，但她已經逃離可怕的河流並存活下來。於是，這位年輕女性最後一次撫摸獨木舟，接著轉向這座山，和她的動物朋友開始爬這座山。

Chapter 10

自我超越的經驗

在一天結束時，
我們感謝與未知所立下的盟約。
約翰．歐唐納休（John O'Donohue）
《祝福我倆之間的距離》（暫譯。*To Bless the Space Between Us*）

超越（transcendent）這個字來自拉丁文 scandere，意思是攀爬。它的字首 trans，代表超過的意思。自我超越的經驗會帶領我們超越平凡，跨越藩籬。在這些時刻中，我們從單一個體進入更深的相互連結感受。感受到和人們及這個星球合而為一，不論住在何處也無論是什麼文化，這些都是常見的體驗時刻。有關敬畏、感恩、慈悲、提升及寂靜的自我超越經驗，都深植在自律神經系統裡面。了解自律神經系統如何參與這種強大的時刻後，我們就可以帶領它們進入更完全的超越經驗，並創造可持續支持這種時刻的連結條件。

充滿敬畏

敬畏的感受帶來奇蹟，且刺激好奇心，讓我們遠離日常生活的苦悶，進入尊崇或深刻的感激之情。在這種敬畏的時刻，我們會感受到由腹側所啟發的連結，首先是自己，然後向外至其他人，再來是這個世界以及靈魂。敬畏的一些好處包含有探索物質世界的欲望、增加連結和幫助他人的興趣、減少身體發炎，以及更大的幸福感[2]。

在敬畏的時刻，我們體驗到在巨大的事物面前，改變了我們對世界的體驗。我們感受到了自己的渺小，並和我們以外的龐大事物連結。我們舊有的思考模式不再適用，對自己在世界上的地位感到謙卑，並充滿驚奇。甚至是我們對時間的體驗也從具體、有限的，轉變成無垠而廣闊的。敬畏在最初的覺醒中是孤獨的體驗，所有人都能獲得這種體驗，不論是出於選擇或環境使然。正是在自己經歷這一時刻後，才能和他人分享自身的經驗。

敬畏存在於非凡的時刻。當遭遇到阻止我們前進的事情，那一刻便令人敬畏且感到震驚。當我站在巨石陣中心，我經歷了這樣的時刻。你還記得產生敬畏之心的時刻嗎？在日常經驗就可以發現敬畏：鳥鳴、花園裡的花朵綻放，以及音樂聲。敬畏的時刻充斥在我們的日常世界裡。要如何辨識它們？只要尋找奇蹟、讚嘆及崇敬之心。

我們被吸引到體驗敬畏的地方，它們成為我們敬畏的環境。這些地方都是我可以輕易回歸之處，可以預見能找回敬畏的時刻。我住在海岸邊，其中一個敬畏的環境是在海邊散步。另一個環境是清晨時站在屋外，抬頭看滿天星辰，以及天空裡的第一道曙光。在這些純淨的時刻裡，在我觸乎可及之處，我和日常生活令人讚嘆的時刻有所連結。哪裡是你可以輕易回歸並發現敬畏時刻的地方？在大自然中尋找讓你能感受敬畏，並和人們以及這個星球連結在一起的地方。

一旦找到這個敬畏之處，你就可以開始規律地邀請敬畏之心進入生命裡。如同神經系統是在隨時間經過不斷重複的小時刻中所形塑，敬畏的微時刻不斷累積後，似乎能預測未來的幸福。敬畏時刻的確會塑造自律經驗。每天都要刻意地和敬畏之心連結。我最近寫下的敬畏意念是：「每天早上起床後，我都會走出戶外去找北斗星。」寫下一個意念，與你每天周遭的敬畏時刻連結。

感恩之心

感恩對我們來說是欣賞有意義及有價值的事物。感恩是具體的感覺，也是我們採取的行動，而且像敬畏之心一樣，感恩與腹側迷走神經系統有關。以身體來說，在進入感恩的時刻時，心率會改變、血壓會下降、免疫功能會增強、壓力會減少，睡眠會變得更久且深沉。就心理層面而言，人們會感到更喜悅、更有活力、更慷慨大方、更有慈悲心，並更能

> 敬畏時刻的確會塑造自律經驗。

與他人連結。我們會對生命感到更滿足而且不會感到精疲力盡[3]。這些身體和心理的經驗是停泊在腹側狀態的結果。

感恩是連結的經驗，它存在於和他人關係中，並牽引著我們想要加深這些關係。我們能意識到收穫了美好的事物，並知道這些良善的禮物來自另一個人。當人們覺得感激，也會想要給予良善的禮物作為回報。在與他人的連結中，感恩會使互惠的元素活躍起來，並創造正向的反饋迴圈。回想你覺得感恩的時刻，品味腹側能量流在給予及接收良善事物的經驗中，你感受到的互惠心情是什麼。

我們可以參與多重感恩練習，從計算祝福量起來持續寫感恩日記、禱告，或單純地向某人致謝。所有感恩實踐都有共同點，就是它們產生於腹側迷走神經的安全狀態，以及神經系統被拉入連結而來。在思考有關感恩的練習時，我想到的是將一塊石頭投擲進水中所產生的漣漪效應。一瞬間的感激之情、一件簡單的善舉，都會引起漣漪效應擴及其他人，反映出腹側迷走神經連結在整個世界中的循環。

把愛傳出去

提升可能不是你耳熟的詞彙，但卻是你一生中可能有過的多次經歷。提升是當看到出乎人意料之外的良善、仁慈、勇氣或惻隱之心的行為，令人振奮的感覺。當以這種方式受到感動，我們會更想要幫助他人，並讓自己成為更好的人。以自律神經系統的角度來看上述的反應，提升的經驗會啟動交感及腹側神經迴路[4]。交感神經系統會帶來動員能量，而腹側迷走神經系統則會透過迷走神經煞車來調節，並將惻隱之心融入行動中。我們被一段經歷觸動，因而對另一個人施予善意。透過提升，當我們看見善行，就也想成為善者[5]。

體驗提升時刻的機會無處不在。我們會被新聞報導中的善事所感動，當看到令人驚嘆的報導，會促使我們想做好事。回想你被感動、經歷提升的時刻時，你是如何被這種經驗所影響，接下來又想要做什麼事？預料之外的良善、仁慈、勇氣或惻隱之心的行為在周遭不斷上演，但我們往往不曾留意。就像感恩練習，提升會給世界帶來漣漪，一次次地改變世界。然而，提升並沒有激勵我們直接回應眼前的行為，而是鼓勵我們向世界伸出援手，把愛傳遞出去。寫下意念會助你看見良善的行為，成為善良的見證人，然後成為善行者。

惻隱之心的連結

屠圖主教曾寫道：「每個人都是為善良、愛及慈悲而生，當依真理而活，就會改變整個世界，也會改變我們的生命。」如果惻隱之心是感受他人的苦難，那麼會讓人想到惻隱之心的方式便是在行動中帶著同情、同理。我看見你的苦難，感受到你的苦難，所以想要用某種方式幫助你。惻隱之心結合了情感反應和幫助的願望，就像我們天生想要與他人有所連結，天生就有幫助人的衝動和同情人的本能。研究顯示惻隱之心是人類天性的一部分。給予及接收同情對我們的幸福有好處，會降低罹患心臟病的風險、增強免疫反應，以及能有更強的抗壓能力[6]。

回憶你感受到惻隱之心，重溫感受到某人受苦而想要幫助他時刻，感受腹側迷走神經系統的能量。現在，回想起當你從某人那裡得到富有同情的舉動，並再次感受腹側迷走神經的能量。腹側迷走神經是接收及給予同情心經驗的組成部分，正因如此，迷走神經有時候又稱同情心神經。如果處在慢性交感神經動員或背側迷走神經崩潰的狀態，就會失去同情心的能力。

只要處於連結的能量，當我們停泊在腹側迷走神經系統中，才有同情的能力。只有這樣，才能在看見他人受苦、感受他人的苦難時，和他們站在一起，並伸出援手支持。

想要發展更強大同情心能力的其中一種方式是，加強我們處在腹側迷走神經調節狀態的能力。先前章節的所有練習都在幫助你停泊在腹側迷走神經系統，並支持同情的能力。設定同情的意念是汲取這種能力的方式。請記得，只有處於腹側迷走神經狀態下，我們才有可能有同情。找出回到腹側的家的方法，並停泊於此，安全與連結的位置，寫下你同情的意念。創造同情意念的練習會增加我們同情的能力，因此請定期寫下新意念。

當用同情的眼光看待事物，我們能夠看見掙扎的人們，而不對他人做出道德批判。他們並非是壞人或者頹廢的人，他們只是困在了適應性生存反應中。我們理解了他們的自律神經系統已經將他們從連結帶入保護狀態中，而我們則能對他們的經驗產生同情之心，畢竟我們經歷過被狀態綁架的感受是什麼。

了解每個人都有同樣的神經系統，雖然周遭的家人及朋友，以及世界上和自己想法及做法不一樣的人們有時會挑戰我們連結的能力，但這是發展同情心的起點。理解彼此間的共通點是同情心。以下「跟我一樣」的同情心練習是可將這種意識化為行動的有效方式。

> 如果處在慢性交感神經動員或背側迷走神經崩潰的狀態，就會失去同情心的能力。

探索

跟我一樣

這項練習透過使用辨識相似處而非相異處的聲明，幫助讀者從「我」的意識轉往「我們」

的意識。擁有身體、心靈、感受、想法的某個人，曾受苦且經歷過喜悅，現在，他想要變得健康並感受到被愛，就跟我一樣。

我們可以用這項練習來視察其他自律神經系統是如何有秩序、組織及以和我們一樣的方式運作。想像以下的短語是在描述一位朋友，並注意你在閱讀它們的時候，會發生什麼事。

跟我一樣，這個人會經歷連結與保護的時刻。

跟我一樣，這個人會回應安全及危險的線索。

跟我一樣，這個人會失去連結並消失。

跟我一樣，這個人會感受到危險。

跟我一樣，這個人可以是溫暖且歡迎我的。

花時間反思這些階段以及自律神經的反應。你的狀態如何？你的故事是什麼？

現在，想像這些短語不是在描述你的朋友，而是你不想與他有連結的人，或者甚至是曾與你有過衝突的人。

跟我一樣，這個人會經歷連結與保護的時刻。

跟我一樣，這個人會回應安全及危險的線索。

跟我一樣，這個人會失去連結並消失。

跟我一樣，這個人會感受到危險。

跟我一樣，這個人可以是溫暖且歡迎我的。

現在發生什麼事？你會經歷何種狀態？你又會聽見什麼故事？

接下來，寫下屬於自己的短語，並辨識我們都有的自然調節方式——進入生存反應、在連結狀態中休息，以及被拉進保護狀態的方式。寫下你想要辨識的自律相似處的四個或五個階段。運用你的短語，想像對你很親近的人說出這些短語。閱讀每句短語並記住這個人。注意自律神經反應以及浮現的故事。現在選擇不是朋友的人，想著這個人並默念這些短語。注意神經系統會如何回應，以及浮現出來的故事。

頻繁地重複這個練習。你可以寫下新的聲明，加深和親近之人的連結，並探索與和你有過爭執的人們連結，會是什麼感受。

自律神經系統是人類經驗中的共同點，它讓我們看見別人和我們一樣。我們同情的能力是建立在處於腹側迷走神經調節狀態的能力之上的，而且可以隨著時間與練習不斷增加。當停泊在腹側系統的能力加強了，我們同情的能力也會隨之加強。

原諒

同情心和寬恕天生形影不離，有了同情心，我們就能跨越他人對我們造成的傷害，看見他人的人性。同情開啟了進入寬恕的一扇門。寬恕不是忘記，是在腹側迷走神經的調節狀態下回憶此事，當一直無法原諒別人，我們的自律神經系統會啟動交感神經生存狀態緊抓住這個經驗。回憶會讓這個經驗再度重現，不只在我們的心理，也在身體上。我們受益於寬恕自律保護狀態，同時承受不寬恕的自律風險。寬恕別人且受到別人寬恕皆和神經系統調節密不可分[7]。寬恕和減少焦慮、憂慮有關，且能降低心血管疾病的發生。當一直處在不寬恕的情境下，回憶使我們受苦的傷害或想起那個傷害我們的人就會啟動交感神經生存狀態[8]。當轉變為寬恕，就會中斷這種因不寬恕所伴隨而來的自律神經失調。

回想你處於不原諒某人的狀態，並想像和那個人握住有毒繩索的兩端。注意你的身體如何回應這種影像，這種連結會讓你無法找到回去停泊在規律的方法。現在想像自己放下有毒繩索的一端，將自己帶離這種不原諒的連結中。在你看著另一個人時，記得他們仍握住有毒繩索的另一端，他們須要做出補償來彌補並獲得寬恕。你是否能感受到同情心出現和開啟寬恕的能力。僅是想像寬恕，就會開啟通往幸福的一步。即使在這一刻，從不寬恕邁向寬恕是很大的一步，你也要堅持以下想法：在未來，你將會找到寬恕的好處。

沉靜

雖然沉靜通常不被視為是自我超越的經驗，但我把它列入本章是因為我相信它會帶領我們走出普通的經驗，讓我們感受到深刻的連結感。艾克哈特・托勒（Echart Tolle）在《當下的力量》（二〇〇八年，橡實文化）寫道：「你存在在靜止中，可以感受到無形和永恆的真實感……你的目光超越了形式和分離的面紗。這就是合一的實現。」

沉靜的能力在沒有生存反應的刺激下是複雜而具挑戰性的過程。蓋瑞・懷特的詩作《暴風雪過後》（暫譯。*After a Blizzard*）中，用文字表達了我們許多人緊抓住沉靜時刻的掙扎。

在弧形的白地上，
懸掛在溪岸上。
在無風的日子裡，
寂靜是如此無聲和安詳，

我卻無法使之長久。

我們再度回到神經系統，好開始探索進入寂靜的體驗。在生理上，寂靜是兩種迷走神經的分支，也就是舊有的背側及新出現的腹側迷走神經結合的自律狀態。它們會共同合作好讓我們能在沒有恐懼的情況下進行動員。腹側狀態讓我們活躍，並以熱情、輕鬆及舒適感進行連結。而背側狀態則透過麻木及崩潰使我們能生存下去。只有當這兩種迷走神經路線——古老的動員能量，以及連結的新能量共同合作，我們才能享有安然沉靜的體驗。

探索

找回沉靜

經歷安然沉靜的時候，我們可以對沉默感到舒服，沉浸在自我反思中，與他人調和，以無需言語的連結方式歡迎他們，並享受親密體驗的喜悅。我們每個人都有描述這種沉靜經驗的方式，它可能是安靜、孤獨，或存在。找到適合你的文字。

探索對沉靜的體驗時，可以寫下沉靜聲明，讓背側崩潰製造漣漪，單一滴就可帶來交感神經能量的湧現；同樣地單一滴也可邀請安靜時刻進入安全連結。舉例來說：「如果沉靜下來，我就會消失。沉靜是可怕的，須要遠離沉靜。當我進入沉靜的時刻，安靜的感受滋養了我。」

對我們每個人來說，都很歡迎和一些人、關係靜靜地坐在一起，靜靜地相互連結。你的生命中是否曾有人是讓你感到安全而足以沉靜下來的？思考一下，是什麼讓這種關係為分享靜謐時刻創造了安全條件。

在日常生活中的某些地方為我們提供了安全進入片刻寧靜的機會。找出這個地方的特性，邀請自己進入靜止的狀態。思考自己是否被安靜或提供特定聲音的地方吸引。它可能是一個能獨處的地方，或可和他人相處的地方，例如一個室內空間或在大自然之中。在探索可提供沉靜機會的環境時，傾聽自律神經系統，尋找可以輕鬆回歸且能經常在那裡找到片刻寧靜的地方。

我們都有某種可以輕鬆找回沉靜的特定時刻，有時候它是一天中的某個特定時間，或一週內的某一天。

有時候，沉靜會自然地出現在我們參與一項活動時。環顧你的日常生活，是否可以發現這些邀請。

最後應該要知道的是，我們何時有沉靜的需求？對此，我們須要接收和傾聽自律神經系統發出的線索。在思考個人對沉靜的需求時，哪些跡象會表明你渴望安靜或獨處的時刻？

當知道了可提供你安然沉靜機會的人們、地點及時間，以及你需要獨處時刻的徵兆，你便擁有必要的資訊來創造生命中增加沉靜時刻的計畫。透過進入沉靜的練習，可以開始用嶄新的方式塑造自己的系統，並加深安然沉靜的能力。各種沉靜時刻都是滋養神經系統的時刻。

仁慈

仁慈和我們本章探索的超越經驗相當契合。在字典中，仁慈被定義為善舉。在自律探索中，仁慈是主動、持續，並使用腹側迷走神經來治癒他人的意念。我想提供拙作《療癒創傷，我如何是我：多重迷走神經的心理治療與應用》中的仁慈冥想為本章作結。

探索

仁慈冥想

讓外在意識轉為內在連結。找到體內能感覺到腹側迷走神經能量的位置。這可能是在心臟、胸腔、臉部、眼睛後方，或是系統中其他特殊的位置。感受仁慈能量發生的位置，並在那個地方待一會兒。在腹側迷走神經能量流在體內運行時，將自己加入這股能量流中。也許會有一股暖流正擴散出來，也許在心中擴散，而你的胸腔感到充滿能量，眼睛可能會有點刺痛，或者喉嚨有一點緊。

花一點時間了解個人獨有的腹側迷走神經能量流的體驗。停下來並品味這種狀態。現在，想像使用這股能量來治癒他人。感受這種狀態的力量，並將其他人或其他系統置於這種關懷與同情之中。呈現出許多可以主動使用這種狀態的方法，好塑造這個世界。也許你正握著你喜愛的腹側迷走神經能量流來減輕他人的苦難，或者你是那個在調節失調中擁有活躍的腹側迷走神經系統的人。花時間辨識生命中的人們，或世界中的哪些位置需要你的腹側迷走神經。想像進入這些來自腹側迷走神經豐富狀態的連結。

透過這種主動、持續及提供腹側迷走神經能量的意念，你是仁慈、慷慨、善良、慈悲、友誼、普遍人性觀的指路明燈。創造一種意念讓仁愛之心發光。

Chapter 11

關懷神經系統

我們心中都有愛的種子。

釋一行禪師

到此為止，我們一直在探索自律神經系統如何運作，以及如何開始以嶄新的方式塑造它，好進入安全及連結。本章則從關注轉向照顧，並找出方法好滋養神經系統。知道有何種方式可以滋養我們並採取行動進行連結，是持續體驗幸福的一環，也讓我們能停泊在腹側迷走神經狀態。

調整、接受、照顧

滋養神經系統的其中一種方式是通過調整、接受及照顧的步驟。調整及接受是連結與傾聽的體驗，同時傾向於使用從連接和傾聽中所學隨之而來的行動。我們意圖調整發生在系統的事情，而不僅是注意進入生存的行動，也了解安全停泊在腹側的狀態。我們傾聽神經覺告訴我們的事，接受安全及危險的線索，並看看需要什麼來找到屬於我自己的方式，以調節或深化在安全中的經驗。最後，我們會藉由採取行動來滿足存在的需求。現在試著這麼做：

調整：注意自己現在處於哪種狀態，調整這種狀態的感受。

接受：你找到了哪種安全與危險的線索？神經覺發出哪些訊息？

照顧：以現在擁有的資訊，採取哪種行動會將你帶往腹側迷走神經系統的安全及調節之中，或者幫助你停泊在那裡？你的迷走神經系統在這個當下，會需要什麼才有被滋養的感受？

透過調整、接受及照顧的簡單步驟，我們會收集到所需的資訊，並做出滋養的行動。刻意定期練習。設定意念時，須要為神經系統找到適當程度的挑戰。我們通常有想要嘗試新事物的慾望，卻在進行計畫時，設下不切實際的期望。當大腦和自律神經系統不同步，意念會製造危險的線索並關閉參與的能力，而非製造安全線索並展開系統。

設定一個可帶來適度挑戰的意念。你在考慮進行這項練習時，覺得剛開始應該多久進行一次呢？一小時一次？一天三次？一天一次？一週一次？寫下意念然後閱讀它，看神經系統會如何回應。你是否發現腹側迷走神經驅使回答說「是」，而交感神經認為它太多，因而帶來焦慮和反擊；或者背側迷走神經覺得它不真實，導致失去希望？當我們為練習設定一個意圖和目標，在沒有自律神經系統的同意下，通常無法順利進行，這並非因為我們不想要這麼做，而是因為身體無法承受它。

檢視你的計畫，並以任何所需的方式修正它，以支持你的意圖。寫下和神經系統合作的意念，與你的神經系統合作，創建一個計畫，保持在展開到壓力連續體的拉伸一側。記住，一旦跨越中心點至展開側時，系統會開始改變。當連結／保護的公式更偏向危險而非安全的線索，便無法進行計畫。

有了「調整、接受和照顧」這種透過大腦—身體合作的新計畫後，你是否能夠遵循自己的意圖？你的意圖須要吸引並保持你的興趣。隨著日常生活的挑戰不斷變化，我們參與練習的能力也會跟著改變。掌握自身執行的能力，重新審視和修改你的意圖，以適應不斷改變的經驗。在設定任何意圖時，運用這個過程來找到對神經系統而言適當的挑戰。

靈活性與復原力

彈性及復原力會攜手同行，靈活的系統是有復原力的系統，而有復原力的系統也是靈活的系統。我們要知道，幸福並非總是由規律的神經系統所定義。

可帶來幸福特質的神經系統仍然會失調，但它不是繼續受困在生存反應中，而是可以透過靈活性及復原力找到重回調節的途徑。你今天經歷過什麼？思考在狀態之間進行的大轉變，以及在一種狀態中發生更細微的轉變。花時間回想你進到自律旅行的時刻。

當我們滋養我們的神經系統，並為腹側迷走神經能量創造更多的能力，我們就會做出反應、回到調節狀態，並反思經驗。用你一天中的某個時刻來進行以下這三個步驟。

1. 反應：談論對你有些強烈情緒的時刻，思考你是如何反應？神經系統把你帶往何處？

2. 回到調節：記住回到調節並停泊在此的感受。

3. 反思：花一點時間回顧這種經驗。你從神經系統回應的方式學到了什麼？

如果透過自律神經系統的角度看待復原力，我們可以觀察頻率（脫離連結進入保護狀態頻率）、強度（生存反應強烈程度），及持續期間（在回到腹側迷走神經調節前，持續處於交感或背側迷走神經狀態的時間有多久）的特性。復原力的程度並不穩定，它會隨著身體健康、試圖滿足的需求量，以及擁有的社會支持和社會連結多寡而有所起伏。

> 我們要知道，幸福並非總是由規律的神經系統所定義。

——探索——

復原力的連續體

復原力的連續體是追蹤復原程度的方法。為創造連續體，需要紙、筆和麥克筆。決定想要

沒有能量也沒有興趣 ⟷ 復原且準備好

復原力連續體

哪種類型的線條，你可以用直線、橫線以及各種方向的曲線做實驗。畫出一連串的線條，看哪一種線條對這項探索有用。如果能取得麥克筆，選一個顏色畫出連續體的線條，然後以其他顏色標示其中的位點。

一開始時，標示出復原力的連續體兩端，一端是缺乏復原力，而另一端是充足的復原力。舉例來說，缺乏端可以是「沒有能量也沒有興趣」，而充足端是「復原且準備好」。花時間找到適合自己的文字。

現在，辨識這兩端之間的許多位點，需要有足夠的資訊才能找到你的位置和復原力的水平，至少要有三個位點來精確追蹤復原力。一開始能會發現更多容易辨識且有用的位點。花時間為位置命名。

現在，在完成的連續體找到自己的位置。你今天在哪裡？當下的復原程度如何？

追蹤復原力是一項持續的作業。復原力如何引導我們應對日常生活的挑戰，而日常生活中挑戰和資源的數量又是如何影響到復原能力的？創造面向自己的連續體並檢查做法。知道了在復原力連續體的位置時，就能更加了解我們的想法、感受和行動，並能引導我們後續的步驟，照顧自己的神經系統。

自我關懷

對許多人來說，自我關懷是一件具挑戰性的事。練習自我關懷通常會和自私的觀念混淆在一起。如果透過神經系統的角度來看，自我關懷是基於腹側迷走神經的安全與連結，而自私是由生存狀態所浮現出來。當我們是自私的，會試圖滿足來自恐懼的需求。花點時間觀察神經系統對自我關懷的練習有何反應。傾聽神經系統並填寫以下句子：

當我處在自我背側崩潰與失去連結的狀態，自我關懷……。

當我處在交感動員的狀態，自我關懷……。

當我停泊在腹側狀態，自我關懷……。

舉例來說，當我處於背側迷走神經狀態，我會說我並沒有想到自我關懷，或者無法碰觸；當我處在交感神經狀態，自我關懷則只是在浪費時間或阻礙我的去路；而當我處於腹側迷走神經側狀態，自我關懷就是健康的必要要素，並且會帶給我喜悅。

開始認真看待自我關懷時，對自己說出「應該」或「不應該」是很常見的。然而，這些文字會發出需求，而不是邀請、危險的線索，也不是必要而能滋養自己的訊息。舉例來說，「你應該運動、冥想並和朋友出去玩，你不應該吃垃圾食物、看太多電視，或花太多時間獨處」。在聽見自己說「應該」或「不應該」的時候，仔細傾聽這個時刻，停下來注意哪種狀態正在活躍，而哪些狀態隱藏在需求底下。

當自我關懷由自律神經系統引導，有兩個重要問題應該考量：「我的神經系統在這個當下需要什麼？」以及「現在做的事情會滋養我的神經系統嗎？」關注這兩個問題是創造永續、自律敏感的自我關懷練習基礎。

自我關懷源自於腹側迷走神經系統的多種選擇。自主告知（autonomically informed）的自我關懷不是固定的常規，而是有選擇的選單。有時候，自律神經系統會充滿腹側煞車的能量，並放開煞車好讓能量進來，有時候我們則會感受到腹側系統更寧靜的能量。各種各樣的自我關懷活動讓我們每天有可以參與的事物，滿足不斷變化的自律神經滋養需求。

我們對自我關懷的信念受到日常生活中的人及環境的影響。周遭的人是否鼓勵你進行自我關懷，或者他們認為自我關懷不重要？你是不是居住在容易練習自我關懷的地方？你的職場是否鼓勵自我關懷？如果周遭的人對自我關懷有嚴格的看法，或在不重視自我關懷的地方生活和工作，我們可能會發現自己難以聆聽或隨順自我需求。當被鼓勵自我關懷的人們圍繞，或工作、居住在重視自我關懷的地方，會很容易關注自我關懷，並能創造滋養神經系統的練習。

探索

自我關懷的圓圈

自我關懷的循環是開創專屬於你的、有自主意識的自我關懷實踐方式。在紙上畫出一個圓圈，並將圓圈劃分為四個象限，線要超出圓圈之外。用筆或有色的麥克筆標示四個象限：身體、關係、心理及靈性。以下指示會帶大家以特定的順序進入圓圈，但是可以按照自己選擇的任何順序來完成圓圈。完成這四個象限後，不用擔心其中是否有某些象限比其他象限的顏色更滿，因為經常都有某個象限比其他象限有更多的自我關懷活動。在創造自我關懷圓圈的過程中，首先是在圓圈內作業，將你預期會參與的活動填入這個象限，然後回到圓圈內並在圓圈外作業，加入你想要在每種象限探索的活動。

在圓圈內：身體

從身體的象限開始。在這個象限裡，寫下為了自我關懷，你預計會在身體範圍內做的事情。考慮各種選擇時，反問自己這種行動是不是腹側迷走神經引發的經驗？是你認為應該要做的事情？更多的是出自交感的需求？或是來自背側迷走神經體驗，只是走過場並非真正關心？創造自我關懷圓圈時，你會只想增加真正能帶你進入腹側迷走神經的狀態，或加深你處在這種狀態的經驗。

在圓圈內：關係

現在來到關係象限。如果你正在使用麥克筆，選擇屬於這個象限的顏色。在圓圈內部，寫下和他人在自我關懷時刻一起做的事情。那可能是經常和人們交談，和家人及朋友出去，或隸屬於某個團體並參加活動或會議。在任何處於關係的經驗中，思考

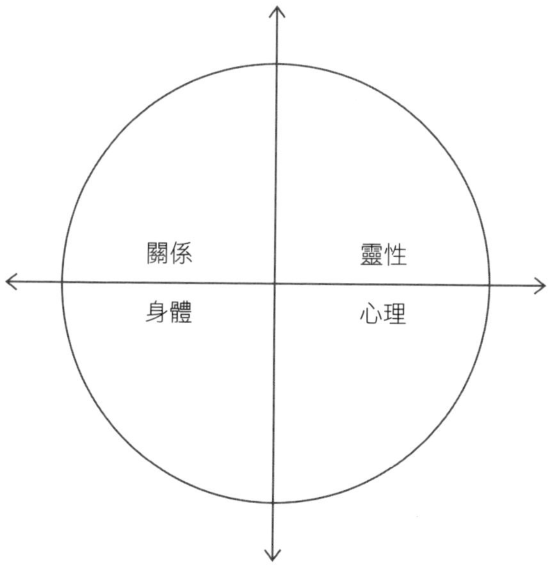

自我關懷圓圈

在做這些事時，你是否感覺充足。邀請神經系統幫助你決定哪種是真正滋養腹側迷走神經的活動。在關係的範圍中，如果藉由行動和連結無法感受到充足，或者它無法進入腹側迷走神經狀態，那它就不屬於自我關懷的圓圈裡。

在圓圈內：心理

移至心理象限並選擇不同顏色來標記。回想你為了鍛鍊思考所做的事情。你會閱讀嗎？會觀看某些節目？會去上課？會玩遊戲？反思日常活動，注意哪些是心理活動，並且感覺是自我關懷的時刻。

在圓圈內：靈性

以靈性象限作結。選擇不同顏色來做標記，在這個類別中，你通常會想與更大的事物連結，並在日常生活中找到意義和目的。尋找可帶你進入腹側迷走神經能量流的經驗，並與靈魂、靈性的定義連結起來。把發現的事物加入自我關懷圓圈裡。

花時間觀察自我關懷圓圈如何成形，相同活動出現在不同象限並不罕見。舉例來說，瑜珈練習可能會在每種象限中出現。進行動作的身體象限、和他人一起做瑜珈的關係象限、在瑜珈練習中鍛鍊心智的心理象限，以及在練習中感受到連結的靈性象限。注意哪種象限是充足而可感受到滋養，以及哪些是需要關注的。

圓圈之外

下一步是探索圓圈之外的事物，選擇尚未使用過的顏色來表示嘗試新事物的意圖。從身體象限開始，讓神經系統引導你思考探索哪種事物會很有趣。寫下在圓圈外找到的事物。建議不要修改得知的事物，就算將某些事物放在圓圈外，也不代表你就會這麼做，但它會讓你知道自己內心的渴望。接著在關係、心理及靈性象限做同樣的事情。你想要探索什麼？出現了什麼？神經系統渴望的事物是什麼？

關注你的圓圈

完成自我關懷圓圈後，看看圓圈內部有哪些事物，並注意你在做什麼事來滋養神經系統。圓圈外的事物是有趣的，我們被邀請去嘗試。充足的象限指向你正在進行的自我關懷方法，我們可以花時間去探索比較不充足的象限。當我們在各個象限寫下預期的事物，就會感到自我關懷平衡，並獲得自律神經帶來的好處。

這項練習的最後一部分，是設定使用自我關懷圓圈的時間限制。養成自我關懷的習慣需要一段時間。六個月是普遍的時間限制，但三個月或者九個月可能會更適合。在紙上寫下日期，將自我關懷圓圈放在你能經常看見的地方。檢視圓圈內有什麼事物，並測試圓圈外的事物。

自我關懷練習是一項正在進行、不斷發展的工作，傾聽神經系統，選擇會滋養你的事物，並關注產生好奇心的事物。這不是靜止的活動，自我關懷圓圈會反映出不斷改變的需求及練習。當到了你定下的日期時，再次進行這項練習。觀察哪些事物已經改變，並創造下一個自我關懷圓圈。

為他人提供調節能量

滋養神經系統並能停泊在腹側迷走神經能量時，我們會體驗到幸福。即便從調節狀態被拉進交感與背側迷走神經的能量時，我們也能知道回家的路。當我們居住在調節狀態的位置，並由腹側迷走神經引導每天的生活，我們不只會體驗到幸福的好處，更能將調節能量提供給周遭的人。從腹側迷走神經能量裡，可以感受到自我調節的好處，並向他人伸出援手。我們會承擔起影響他人的責任，不再視其為重擔，而是可以分享的祝福。

探索
進入連結

向外提供連結時，會和系統之間產生自律對話。花點時間想想身邊的人，透過自律神經系統的角度來看他們。他們是否有自律規律或失調的狀況？他們是否有感受到連結的安全，或者受困於保護模式？花時間辨識你是否能感受到對方的系統。對他們神經系統的潛在需求多一點好奇心，並幫助他們回到安全的腹側迷走神經狀態。你現在的調節狀態是否能幫得上忙？

我們知道神經系統對邀請和要求之間的差異非常敏感。語言是感受差異的方式。當聽見「你應該」或「你須要」甚至是「這樣對你比較好」，我們就會進入生存反應。「我和你是一起的」是連結的邀請，而「我就在這裡」會產生距離感。進行一項實驗，用文字引發生存反應以及邀請連結。

當我們伸出援手並提供共同調節，有時只是選擇和另一個人在一起，而有時則會需要更積極的連結方式。兩個神經系統之間的交流是尋找訊息以引導我們選擇。停泊在腹側系統，對另一個人的神經系統需求抱有好奇心。進行提供連結方式的實驗，直到找出可發出安全線索，以及邀請連結的反應。

世界的狀態似乎常被被失調所淹沒，而我們會快速地被拉往交感神經戰或逃的適應性生存狀態，或者因為背側迷走神經失去連結的狀態而放棄。我們從周圍人對世界上正在發生事情的反應中看到了這點，但卻仍想改變世界，並找出一條通往安全和連結的道路。我們需要腹側迷走神經的能量照亮這條路。我的詩人朋友蓋瑞・懷特曾告訴我在他的作品中，有關腹側能量的某個片段。

早晨剛點燃的
蠟燭發出了聲響
多麼清晰、多麼鮮黃、多麼誘人
讓我側耳傾聽

在本章節的尾聲，讓我們再度回到自我關懷的練習。找出回歸腹側迷走神經家的方法，享受在熟悉路徑中旅行的時光，欣賞沿途的景象、聲音及感受。邀請自律神經系統告訴你它被滋養的方式和渴望的東西。

Chapter 12 創造小圈圈

當試圖挑出事物的本質，
我們會發現它與宇宙中的所有事物都有聯繫。
約翰・繆爾（John Muir）

安全與連結的科學隨著時間日新月異，讓我們能深入理解如何運用神經系統。神經系統有時給人非常科學的感覺，但學習生物學實際上會讓人了解生命的奧秘及魔力。停泊在腹側調節時會有充足感。我們用神奇的方式與其他人以及世界連結。我們來到恩典之地，一部分是透過科學來了解，向我們展現了停泊在腹側迷走神經的家的方法。

神經系統藉由不斷改變的能量流，帶來許多狀態的感受，並使我們在狀態之間移動，邀請我們進行自律神經冒險。當我們有能力與其為友，且停泊在腹側能量中並與經驗同行，會興致勃勃的傾聽神經系統發出的訊息，並好奇它們將帶我們去的目的地。停泊在調節的方式越強烈，就有更多機會接受恩典、敬畏，以及可能錯過的美好。每一次心跳、呼吸及互動中，神經系統都在塑造生活並引導體驗。當和系統為友、關注需求並得到滋養，人們就會帶著腹側迷走神經在世界中移動。

當扎根於腹側迷走神經的調節並開始在充滿信任感的

地方生活，人們就會發生深刻的改變。我們會在世界上移動，願意承擔風險，並相信起飛後能夠安全降落。以交感神經動員的狀態生活時，我們會不相信自己，或無法信任世界會支持我們進行改變。而處於背側迷走神經崩潰狀態時，我們甚至無法想像這種可能性。無論是否處於這些狀態中，我們都會受困在由保護路徑所創造出來的故事中。只有透過腹側迷走神經連結的角度看待世界，才能對生命中重要的部分做出不同的抉擇。

當我們發現了停泊在腹側調節的方法，便會開始經歷更多幸福感。有了調節的神經系統，幸福的時刻便會擴大，而某些我們一直承受的舊有疼痛、痛苦及慢性症狀也會開始改善。當幸福感開始增加，我們會開始走入人群，並以嶄新的方式和世界連結。但通常會先注意簡單的事物，如享受美食或進行友善的對話，然後從關注微小變化的地方開始，我們會去注意其他更重要的方式，即在腹側迷走神經調節的工作正在產生變化。我們能夠為相信的事情挺身而出，並在調節而非保護的狀態中尋求需要的東西。我們能帶著同情心看待世界，以好奇心連結，不批判故事，理解周圍的人，不為他人的行為貼標籤，記住他們只是處於失調狀態。我們與他人的互動會以下方問題當作引導：「他們的神經系統在此刻需要什麼才能感受到安全？」

改變的路徑

在商業界中，公司會制定產品發布計畫，以確定新商品能成功銷售。在自律神經重塑的世界中，可以制定一項計畫，來支持個人變化的過程。我們可以把它看做是發布新的神經系統藍圖。

> 當我們有能力與其為友，且停泊在腹側能量中並與經驗同行，會興致勃勃的傾聽神經系統發出的訊息，並好奇它們將帶我們去的目的地。

——探索——

發布神經系統計畫

寫下發布計畫後便開始有了願望。什麼事情是你想要邀請加入的?你想要進行哪種冒險?之後再加入意圖、影響、寫作及社會支持來使願望成真。接下來制定個人計畫的步驟是要將你的自律神經視為盟友。邀請神經系統參與這一過程時，不要仰賴大腦來引路，進行認知及能力間的爭鬥，而是要確保自律神經狀態將創造出支持我們能飛躍和安全著陸所需的平台。

跟著以下四個步驟，來創造個人計畫：

1. 設定意圖：寫下意圖，玩弄文字並創造能引起興趣的聲明。大聲朗讀聲明，記住神經系統是如何說「是」，並以任何方式改變這些文字，使你的系統感到充分地投入。

2. 創造形象：眼見為憑。想像是具有感覺性質的思想。創造一張細節豐富的圖像，以吸引所有感官。接下來三種可視化的方法可以讓看見成果、步驟及一路上的挑戰。探索每一種方法，讓神經系統把意圖變成現實。

・結果可視化：想像達成目標會刺激放鬆反應，大腦的反應會像目標已經達到一樣。結果可視化能讓腹側迷走神經參與到體驗成功的過程中。

・過程可視化：過程可視化會讓你從**這裡到那裡**。維持停泊在腹側迷走神經調節中，沿著道路走，看見沿途的每一步。

・關鍵可視化：你必須應對哪些挑戰？感受自律神經系統受到挑戰的位置，以及需要更多關注的位置，好帶來調節的資源。

3. 寫下計劃：讓你的意圖和想像成形。用清楚、容易遵守的格式寫下計畫，你可以使用要點式、段落寫作，或以文字、圖片說明計劃。讓自律神經系統告訴你可以幫忙遵守計劃的格式。

4. 分享計畫：記住，神經系統渴望並尋求和他人的連結，找出你想要分享計畫的人。如果你已經打造出小圈圈（會在本章後續說明），就在那裡分享計畫。將計畫告訴某人是什麼感覺？追蹤你自律神經的反應。你是否停泊在腹側迷走神經狀態？分享計畫時，是否在尋找改變它的方法？以任何你需要的方式調整你的計畫，使它維持在展開至壓力連續體的展開側。

如果你正在進行的飛躍涉及到一個可辨識的中途點，那麼在你啟動的計畫中辨識到這點是一件好事。在與連續體的合作中，我們會使用中途點來追蹤在兩個位置之間的來回行動，而在確實啟動的計畫中，中途點則代表前後的經驗。這時，我們意識到下一步將離開舊有體驗，並進入新的時刻。

我最近曾有過來到中途點並感受到艱鉅的經驗。那時我了解到，這是我最後一次回轉的機會，下一個行動會是轉捩點，並讓我找到跨越中途點的方法。我必須回顧意圖，並檢視寫好的計畫，以讓我安心，從而採取下一步行動。那一刻的力量讓我感到驚訝，也提醒了我須關注中途點的重要性。

在你的啟動計畫中，應該確保有兩個位置可以加入中途點：⑴過程可視化作為途中的步驟之一，以及⑵在步驟三寫下計畫時，寫到跨越中途點。

自律對話

深度傾聽是出現在腹側迷走神經安全及調節的位置，在那裡，我們唯一的意圖是存在，並連結神經系統之間。當我們不帶任何目的去傾聽，不去思考將如何回應，甚至沒有考慮該如何幫助他人，我們將去為某人提供渴望的、經常缺失的、被歡迎、被看見及被傾聽的經驗。除非我們停泊在腹側安全中，否則無法進入這種連結，並成為見證者。除非我們和提供這種腹側迷走神經經驗的人在一起，否則不會覺得自己見證了這些。在另一人面前被支持著是一種強而有力的禮物。

蓋瑞．懷特曾和我分享有關深入傾聽經驗的想法：

傾聽，當它開放並使我們感到夠安全，就會讓我們與他人有所連結。但它並不止於此，它也是和周遭事物連結的工具和媒介。當傾聽成為互惠的方式，我們就會在稱之為宇宙的巨大互聯網中，通過呼喚和回答來回應，而這個網絡始終都圍繞、支持著我們。傾聽是通過無數出入口而開啟。我們通常認為這是一種聽覺現象，但它卻也能通過其他出入口。我們用耳朵傾聽，但我們也用眼睛、大腦、心靈、觸覺來聆聽，以及用自律神經系統傾聽所有感官和知覺。

蓋瑞．懷特的論述是一個美好的提醒，提醒我們在它的核心中，傾聽是一種自律的體驗。為能真正傾聽，必須開啟連結並以足夠的安全進入脆弱的空間。只有停泊在腹側安全中才有可能深入傾聽，當我們知道腹側的家在哪裡，以及它所有表徵的感受是什麼，就可以知道自己何時不像在家裡。為了找回傾聽的方法，我們須要注意處於不安全與規律位置的時刻。透過身體感受世界中能量的方式，以及周遭人們的回應，就能簡單辨識出交感神經動員的狀態。背側連結中斷更具挑戰性，因為我們不是變龐大又占空間，而是消失、不可見，並在世界穿梭時經常被忽略。先前章節的探索能幫助我們辨識腹側調節何時在家、何時離家，幫助我們找到回歸停泊在深入傾聽所需存在狀態的方式。

神經系統是發出與接收資訊的樞紐，幫助我們安全地在日常生活中航行。它不僅無時無刻在我們自己的系統中運作，也在周遭人們的神經系統連結中運作。自律對話會發生在我們自己身上或與他人、環境之間，以及我們與靈魂之間。在每種我們發出與接收能量、訊息的時刻，無論我們是否企圖和周遭的人們連結，都在進行自律對話。開始了解到神經系統是如何影響周遭人們以及居住地時，你便會意識到我們在世界中移動方式的責任。

無論在工作環境或個人生活中，公式都是一樣的。連結始於安全的神經覺。停泊在腹側狀態之中，對周遭人們來說是受到歡迎的安全存在。其他神經系統會感受到我們發出和接收邀請，並進入連結中的安全能量。航行在保護的狀態中，我們會發出危險的訊息，而其他神經系統也會注意到這個警告。知道我們每時每刻都在發送和接收歡迎或警告的自律神經線索是一種權力，也是謙卑，當我們停下來思考神經系統溝通的方式，就會了解關注我們向世界發送的自律神經資訊的重要性。

缺失的時刻：修復

健康、滋養的關係會自然地填滿缺失的時刻。當自己或周遭的人們離開調節，就會發生失調及斷開連結。這些破裂是關係中正常且可預期的一環，只要注意、命名和修復它們，就能形成強大而有彈性的連結基礎。雖然我們知道破裂與修復是建立健康關係的公式，但並不熟練這個過程。為了彌補缺失的時刻，須要注意到破裂並與對方一起命名，找到正確的修復方式。

探索

破裂與修補

若我們沒有注意或命名破裂的關係，它們就會停留在意識中，塑造我們關係的故事。為了將這些隱性的經驗帶入明確的意識中，我們須要知道神經系統如何發出訊息，表明有破裂出現。透過深刻到無法被忽視的破裂來調整這一點，神經系統如何讓你知道這件事？然後移到程度較輕微的破裂處，並注意這個訊號。最後反思輕微的失調，觀察神經系統是如何傳達這個難以捉摸的訊息。

現在你知道破裂的徵兆，回想在你生命中讓你感到矛盾的關係或難以相處的人。是否有尚未被辨識出來的破裂？如果你注意到了破裂，但無法與另一個人一起命名，這個經驗就仍無法被說出口，從而影響著我們的故事與關係。當我們收到失調的訊息而沒有分享，它就會停留在我們的系統中，無法進行修復和重新連結。

當我們注意到破裂、加以命名，並和某個人分享，卻沒有採取最後的修復步驟，就會感覺到當下的痛苦。當我們只參與過程中的首要部分，就會停留在失去連結、感覺不被看見或不被聽見的情況中。在完成注意及命名破裂的步驟後進行修復，就能強化這種關係。

修復的道路是受到神經系統所引導，因此修復可以有許多種形式。找出修復的方法來彌補破裂，是傾聽及給予的過程。停留在這個過程中，直到感覺重新連結。有時候發自內心的「我很抱歉」是正確的，而有時則需要的不是言語，是行動。我們須要參與討論並擬定計畫，好以不同方法行事。或許我們只須要單純承認責任並打算進行改變的意圖。並不是只有一種方法才能修復關係。只有我們神經系統傳達出來的方法，才能正確地修復破裂。

重要的是，要將意識帶進缺失的時刻並重新找到連結的方式，但注意、命名及修復，並不總是同時發生。我們可以注意並命名——「感覺像上一秒鐘才離開連結」，而如果我們準備好了，則隨時可以進行修復的工作。**只有停泊在腹側迷走神經的連結中才能修復關係**。所以在注意到的那一刻，我們並沒有足夠的調節以提供修復。在這些時刻，我們可以為破裂的關係命名，讓對方知道我們沒有足夠的調節，好進行下一步的修復，並承諾在我們恢復正常時返回。有時，我們已經準備好開始修復，但對方無法自律性地接受這個提議。在這種時刻，我們可以讓對方知道關係已經破裂，等他準備好時就可以探索修復。

在神經系統中處在缺失的時刻時，它們會為我們的連結增色，而創造出的故事通常會伴隨著我們在不同關係中旅行。我們在一段關係中學到的破裂和修復是自律性的，且往往會自動轉移到其他關係中。有時候這種學到的方式牽涉到特定的類別——父母、兄弟姊妹、朋友和同事，有時則適用於所有關係。不僅是我們的關係會受到影響，在沒有注意到的情況下，如果沒有進行修復，會將我們從破裂關係中學到的一切不斷地傳續下去。我父母在關係破裂的自律期待，影響了他們和別人的關係，而這種關係的規則會毫無保留地傳給我。

隨著這些人與人之間的連結、失去連結及重新連結的時刻，我們也持續參與日常生活中自然發生的自律對話。當我們停泊在腹側迷走神經調節中，會將能量傳到世界各地。在與所愛之人一起生活、與同事、鄰居，以及單純在路上經過的人們的連結中，我們的調節都有深遠的影響。在沒有停泊在腹側迷走神經安全的日子裡，當我們在世界上移動，就會釋放危險的線索。如果我們處於生氣或焦慮的交感神經狀態，或者背側迷走神經只是敷衍了事其實並不在場，我們周遭的人們會感受到，並產生自己的自律反應。

當我們在調節中起伏，我們會對這個世界發出歡迎或者是警告的訊息。即便是在一天中與人們隨意接觸，當感受到保護能量，也會發生破裂。雖然無法回去與路過的人重新連結並進行修復，但可以在注意一天中我們從腹側迷走神經調節的家走出來時提供修復，使我們有意識地釋放這種能量。這並不是人與人之間直接的關係修復，而是全球性的安全與連結提議。如同我們的失調發出危險的線索，並開啟其他人的神經系統進入保護狀態的骨牌效應，我們停泊在調節中將足以成為邀請其他人的神經系統找回連結的線索。

連結的社群

我們的神經系統會尋找並渴望連結。我們一生都在尋找共同調節的機會。藉由和神經系統為友，並學習停泊在調節中，我們能取得身心上的許多好處。而將自己的經驗和他人分享時，好處會變更多。若在生活中有人願意和我們分享這段旅程，將有助支持我們邁向幸福之路的自律行動。不妨先從多重迷走神經夥伴開始，找到能夠幫助你了解正在發生的變化，並傾聽新故事，甚至是找到希望你幫助他們了解如何塑造新道路的夥伴。邀請對方成為多重迷走神經夥伴是你分享從神經系統所學到的事物，以及幫助朋友開始與神經系統為友的機會。我們可以分享透過神經系統的角度看待世界的經驗，並傾聽其他人的自律故事。在這種多重迷走神經的夥伴關係中，邀請他人去體驗深度傾聽及以這種連結方式所產生的親密感。

除了擁有多重迷走神經夥伴在過程中會陪伴我們，我們也可藉由打造小圈圈而受益。小圈圈是試圖將我們集結在一起，並支持重新塑造及重寫故事的一群人。這些人是可以仰賴的。他們會帶我們進入腹側迷走神經歡迎的狀態和了解我們的模式，並為我們的成功歡呼和我們一同體會模式何時開始改變，並幫助我們辨識何時被困在了保護模式中。他們會給予我們需要的鼓勵，好讓我們持續向前。為做到這些事，小圈圈中的人們須要對神經系統的運作有基本的了解，並知道神經系統進行連結和保護所使用的特定模式，好幫助我們在日常生活中航行。

探索
打造小圈圈

集結人們

開始創造小圈圈前，要先思考以下問題：

- 目前在你生命中的人們，有誰是你想要邀請成為小圈圈的一分子？
- 當重塑和重寫故事，他們有哪些特質是對支持你停泊在安全的能力來說很重要？

> 藉由和神經系統為友，並學習停泊在調節中，我們能取得身心上的許多好處。而將自己的經驗和他人分享時，好處會變更多。

- 小圈圈內的人是否曾提過神經系統的語言或者須要你去教導他們？
- 你可以跟小圈圈裡的人分享的自律路徑有哪些？
- 你想要他們知道哪些徵兆，以便他們在你出門在外時能辨識出來？

創造結構

一旦小圈圈集結而成，下一步就是打造和社區成員共同參與的結構。一個能讓我們連結起來並符合自律需求的小圈圈，可以以各種不同的方式加以利用。傾聽神經系統並制定計畫與小圈圈的人們互動，集結你探索新的自律路經和體會新故事所需要的支持。建構連結不只有一種方法，「正確」的方法是你與自己打造出來的小圈圈人們建立連結的方法，要鼓勵你伸展，而不是帶給系統壓力（可以使用第八章的壓力至展開連續體來引導做出選擇）。你的小圈圈會帶來適度的挑戰，使你受到鼓舞，繼續飛躍，因為你知道會有人支持你著陸。

打造小圈圈的結構時該考慮以下問題：

- 你偏好的連結方式是什麼？接收到電子郵件或訊息的正確時間是什麼時候？以及你何時想要聽見某人的聲音或看見他們的臉呢？
- 哪種連結的方式有條理並且滋養你？哪些些方式會讓你感覺有結構性和局限？

・你有多常想與小圈圈聯繫？
分享和小圈圈成員所學到的事物。

讓小圈圈活躍起來

與選擇仰賴的人以及現在可以安全進行連結的人在一起，讓小圈圈活躍起來。有許多方式可以發展小圈圈，例如可能會想要用慶祝來開始，或者在一個安靜的時刻裡表達謝意。花時間自我省思，傾聽並找出適合自己的方法。

我們與其他人連結不只是為了個人的幸福，而是人類群體的幸福。記住，神經系統是人類經驗的共同點，而所有人在相同的自律高速公路旅行，這可協助弭平我們之間的分歧並讓我們團結在一起。Ubuntu（人性）這個字來自祖魯族諺語 **umuntu ngumuntu ngabantu**，意思是「人是因為其他人而成為人」。

這句話通常翻譯成「我存在，因為你存在」。透過神經系統的角度，我們能感受到人性智慧是因有與人連結的天性。

結束探索連結的小圈圈時，你可以從森林尋找靈感來源。樹木透過做森林的神經系統，來向我們展示生存連結的必要性[1]。一棵樹將自己的樹根與其他樹交錯盤纏，透過這些共享根枝系統的地下真菌網絡，好與鄰近的樹連結，並創造支持網[2]。樹木跟人類一樣，也因社群而茂盛。一棵樹在地底下與周遭的樹木相連，兩棵樹盤根交錯並共同生長，成群的樹木交織，伸向天空。留意你在社群裡存在的方式。你可以獨自活動，但確實知道自己與他人有連結，參與多層迷走夥伴的互惠關係，並加入到你的小圈圈。品味這些連結滋養你的方式。

結論

為了完結這一刻，在路途上的每一步找出旅程的終點。
活出更多美好時光就是智慧。
拉爾夫・沃爾多・愛默生（Ralph Waldo Emerson）
《隨筆、授課與演說》（暫譯。*Essays, Lectures And Orations*）

透過自律神經系統的角度看待事物，我們會看見一個兼而有之的世界。當知道神經系統如何組成，我們就可以不再感到羞恥和責怪他人，並對每天的生活方式負起責任。我們既能從連結進入保護狀態，也能重回腹側迷走神經安全的家。不再感到被困在選擇有限的生存狀態，而是獲得好奇心、同情心及自我憐憫的心，日常生活有了擴張與可能性。

我們知道腹側迷走神經能量是幸福不可或缺的要素，當我們的系統有足夠的腹側迷走神經能量在活躍，我們就可以找到通往安全和連結的途徑。與他人連結時，可以在自己的系統或是小圈圈中使用腹側迷走神經能量。有時候我們會因自我調節而找到腹側迷走神經安全的家，有時候則需要另一個人來幫助我們找到可以停泊的錨點。有了可供選擇的選單，我們就可以在當下得到適合的資源。每次在找到路時，就會加深連結的路徑。

我們會尋求成為神經系統的主要操作員，並有熟練的技術停泊在腹側調節中。神經系統在每天都會不斷地自我塑造。人類社會基因學告訴了我們感知世界的方式如何影響到基因組成。透過神經覺接收器接收安全及危險的線索塑造了我們的生理機能[1]。我們的神經系統正在與他人和我們周遭的世界持續進行對話，而這些對話會影響我們的安全感與幸福。在每次的呼吸當中，腹側煞車都在運作，當我停下來思考在意識表層下運作的能量，以及它們如何塑造我的日常經驗，我內心都充滿了讚嘆。

我們的旅程是停泊之旅，讓我們能以嶄新的方式看待外界事物。探索是關於自己的歷史，以及神經系統如何對經驗做出回應。透過神經系統的角度看待這個世界，是以不同以往的方式來駕馭生活，而且在他人的陪伴下，往往更容易探索。當我們擁抱對連結的渴望，並建立能以神經系統語言溝通的社群，就能使用這個新方法提供資源，並在他人探索停泊時給予支持。

最後再來認識一下兩者的力量，當我們學會如何為自己的調節負責，並連結自律路徑，我們就是在塑造自己的路徑，同時也在塑造全球社群的路徑。只有找回停泊在腹側迷走神經安全的方法，並向他人提供支持，才能改變世界的神經系統。

我們會尋求成為神經系統的主要操作員，並有熟練的技術停泊在腹側調節中。

致謝

一直以來，我都對身體及大腦運作的方式感到好奇，無論是在幫助別人經歷創傷後找到安全之路，還是在尋找自己的方式以應對生命中的挑戰，我都非常想要了解人類是如何「在一起」的。我在研究神經科學時，甚至花了許多時間在學習人腦構造。但多重迷走神經理論的問世，澈底改變了我的志向及對自己在世界生存的方式。我很幸運能和史蒂芬・波格斯共事並從中學習，還建立了深厚的友誼。史蒂芬傑出的智慧和慷慨的靈魂是罕見的組合，他的存在對我的生命來說是一分禮物。

寫這本書是讓我踏出熟悉的臨床世界，並快速成為一種兼而有之的體驗——能為同樣好奇的人類同伴寫作而感到喜悅，同時思索文字也是一種挑戰。當我感覺像是在跟朋友對話，就能文思泉湧，而有時，無論我多麼努力嘗試，都找不到適當的文字。當寫作變成巨大的挑戰，我對找到適當的文字感到絕望，人們不出所料的出現了，為我提供了腹側迷走神經的救命繩索。在進行這個工作的數個月裡，我不斷提醒自己，雖然我是獨自寫作，但是受到了具備智慧及美好人們所支持。

我很感謝同事們，他們是我的顧問，他們的臨床智慧協助了本書成形。也感謝朋友對我的信任並提供他們的故事給我，幫助我將探索帶入生活中。我想要特別感謝我的朋友蓋瑞·懷特，他分享了很棒的作品，以及Sounds True公司的Anastasia Pellouchoud及Caroline Pincus，當這分工作使我的系統無法負荷時，給與我支持。如往常一樣，我更要感謝我的丈夫鮑伯，在我的寫作冒險中，他一直陪在我身邊，提醒我是知道回去腹側的家的路。

在本書的內容中，我希望與神經系統為友會成為生活中的一個常規，也希望多重迷走神經理論的語言能在家家戶戶中使用。非常感謝讀者與我一起參與腹側迷走神經啟發的冒險，我將發出微光照亮你的道路。

備註

第三章　學會傾聽

1. Kristin Neff and Christopher K. Germer, *The Mindful Self-Compassion Workbook: A Proven Way to Accept Yourself, Build Inner Strength, and Thrive* (New York: Guilford Press, 2018).
2. Brenda Ueland, "Tell Me More," *Ladies' Home Journal* (November 1941).
3. *Merriam-Webster*, s.v. "listen," accessed August 31, 2020, merriam-webster.com/dictionary/listen.

第四章　渴望連結

1. Theodosius Dobzhansky, *Mankind Evolving* (New Haven: Yale University Press, 1962), 150-52.
2. Marjorie Beeghly and Ed Tronick, "Early Resilience in the Context of Parent-Infant Relationships: A Social Developmental Perspective," *Current Problems in Pediatric and Adolescent*

Health Care 41, no. 7 (2011): pp. 197-201, doi.org/10.1016/j.cppeds.2011.02.005.

3. Sebern F. Fisher, *Neurofeedback in the Treatment of Developmental Trauma: Calming the Fear-Driven Brain* (New York: W. W. Norton & Company, 2014).

4. John T. Cacioppo and Stephanie Cacioppo, "Social Relationships and Health: The Toxic Effects of Perceived Social Isolation," *Social and Personality Psychology Compass* 8, no. 2 (2014): pp. 58-72, doi.org/10.1111/spc3.12087.

5. Jenny De Jong Gierveld and Theo Van Tilburg, "The De Jong Gierveld Short Scales for Emotional and Social Loneliness: Tested on Data from 7 Countries in the UN Generations and Gender Surveys," *European Journal of Ageing* 7, no. 2 (September 2010): pp. 121-30, doi.org/10.1007/s10433-010-0144-6; Jingyi Wang et al., "Associations Between Loneliness and Perceived Social Support and Outcomes of Mental Health Problems: A Systematic Review," *BMC Psychiatry* 18, no. 1 (2018), doi.org/10.1186/s12888-018-1736-5; Adnan Bashir Bhatti and Anwar ul Haq, "The Pathophysiology of Perceived Social Isolation: Effects on Health and Mortality," *Cureus*, 2017, doi.org/10.7759/cureus.994.

6. Marinna Guzy, "The Sound of Life: What Is a Soundscape?," Smithsonian Center for Folklife and Cultural Heritage, 2017, folklife.si.edu/talkstory/the-sound-of-life-what-is-a-soundscape.

7. Guzy, "Sound of Life."

8. Alan S. Cowen et al., "Mapping 24 Emotions Conveyed by Brief Human Vocalization," *American Psychologist* 74, no. 6 (2019): pp. 698-712, doi.org/10.1037/amp0000399; Emiliana R. Simon-Thomas et al., "The Voice Conveys Specific Emotions: Evidence from Vocal Burst Displays," *Emotion* 9, no. 6 (2009): pp. 838-46, doi.org/10.1037/a0017810.

9. Louise C. Hawkley and John T. Cacioppo, "Loneliness Matters: A Theoretical and Empirical Review of Consequences and Mechanisms," *Annals of Behavioral Medicine* 40, no. 2 (2010): pp. 218-27, doi.org/10.1007/s12160-010-9210-8; John T. Cacioppo and Stephanie Cacioppo, "Social Relationships and Health: The Toxic Effects of Perceived Social Isolation," *Social and Personality Psychology Compass* 8, no. 2 (2014): pp. 58-72, doi.org/10.1111/spc3.12087

10. John T. Cacioppo, James H. Fowler, and Nicholas A. Christakis, "Alone in the Crowd: The Structure and Spread of Loneliness in a Large Social Network," *Journal of Personality and Social Psychology* 97, no. 6 (2009): pp. 977-91, doi.org/10.1037/a0016076.

11. Mary Elizabeth Hughes et al, "A Short Scale for Measuring Loneliness in Large Surveys," *Research on Aging* 26, no. 6 (2004): pp. 655-72, doi.org/10.1177/0164027504268574.

12. [TK]David Steindl-Rast, May Cause Happiness: A Gratitude Journal, Sounds True, 2018, un-

numbered pages (approximately p41).

第七章　停泊在安全中

1. Ulf Andersson and Kevin J. Tracey, "A New Approach to Rheumatoid Arthritis: Treating Inflammation with Computerized Nerve Stimulation," *Cerebrum: The Dana Forum on Brain Science* (2012): 3; M. Rosas-Ballina et al., "Acetylcholine-Synthesizing T Cells Relay Neural Signals in a Vagus Nerve Circuit," *Science* 334, no. 6052 (2011): pp. 98-101, doi.org/10.1126/science.1209985; Vitor H. Pereira, Isabel Campos, and Nuno Sousa, "The Role of Autonomic Nervous System in Susceptibility and Resilience to Stress," *Current Opinion in Behavioral Sciences* 14 (2017): pp. 102-7, doi.org/10.1016/j.cobeha.2017.01.003; Rollin McCraty and Maria A. Zayas, "Cardiac Coherence, Self-Regulation, Autonomic Stability, and Psychosocial Well-Being," *Frontiers in Psychology* 5 (2014), doi.org/10.3389/fpsyg.2014.01090; Stephen W. Porges and Jacek Kolacz, "Neurocardiology through the Lens of the Polyvagal Theory," in *Neurocardiologia: Aspectos Fisiopatologicos e Implicaciones Clinicas*, eds. Ricardo J. Gelpi and Bruno Buchholz (Barcelona, Spain: Elsevier, 2018); Jennifer E. Stellar et al., "Affective and Physiological Responses to the Suffering of Others: Compassion and Vagal Activity," *Jour-*

nal of Personality and Social Psychology 108, no. 4 (2015): pp. 572-85, doi.org/10.1037/pspi0000010.

2. Bethany E. Kok et al., "How Positive Emotions Build Physical Health," *Psychological Science* 24, no. 7 (June 2013): pp. 1123-32, doi.org/10.1177/0956797612470827.

3. Andrea Sgoifo et al., "Autonomic Dysfunction and Heart Rate Variability in Depression," *Stress* 18, no. 3 (April 2015): pp. 343-52, doi.org/10.3109/10253890.2015.1045868; Gail A. Alvares et al., "Reduced Heart Rate Variability in Social Anxiety Disorder: Associations with Gender and Symptom Severity," *PLOS ONE* 8, no. 7 (2013), doi.org/10.1371/journal.pone.0070468; Angela J. Grippo et al., "Social Isolation Disrupts Autonomic Regulation of the Heart and Influences Negative Affective Behaviors," *Biological Psychiatry* 62, no. 10 (2007): pp. 1162-70, doi.org/10.1016/j.biopsych.2007.04.011; Bethany E. Kok and Barbara L. Fredrickson, "Upward Spirals of the Heart: Autonomic Flexibility, as Indexed by Vagal Tone, Reciprocally and Prospectively Predicts Positive Emotions and Social Connectedness," *Biological Psychology* 85, no. 3 (2010): pp. 432-36, doi.org/10.1016/j.biopsycho.2010.09.005; Fay C. M. Geisler et al., "The Impact of Heart Rate Variability on Subjective Well-Being Is Mediated by Emotion Regulation," *Personality and Individual Differences* 49, no. 7 (2010): pp. 723-28, doi.org/10.1016/j.

paid.2010.06.015.

4. Fred B. Bryant, Erica D. Chadwick, and Katharina Kluwe, "Understanding the Processes That Regulate Positive Emotional Experience: Unsolved Problems and Future Directions for Theory and Research on Savoring," *International Journal of Wellbeing* 1, no. 1 (2011), doi.org/10.5502/ijw.v1i1.18; Paul E. Jose, Bee T. Lim, and Fred B. Bryant, "Does Savoring Increase Happiness? A Daily Diary Study," *Journal of Positive Psychology* 7, no. 3 (2012): pp. 176-87, doi.org/10.1080/17439760.2012.671345; Jennifer L. Smith and Fred B. Bryant, "Savoring and Well-Being: Mapping the Cognitive-Emotional Terrain of the Happy Mind," *The Happy Mind: Cognitive Contributions to Well-Being*, 2017, pp. 139-56, doi.org/10.1007/978-3-319-58763-9_8.

第八章　柔性塑造

1. Richard P. Brown and Patricia L. Gerbarg, "Sudarshan Kriya Yogic Breathing in the Treatment of Stress, Anxiety, and Depression: Part I — Neurophysiologic Model," *Journal of Alternative and Complementary Medicine* 11, no. 1 (2005): pp. 189-201, doi.org/10.1089/acm.2005.11.189; Ravinder Jerath et al., "Physiology of Long Pranayamic Breathing: Neural Re-

spiratory Elements May Provide a Mechanism That Explains How Slow Deep Breathing Shifts the Autonomic Nervous System," *Medical Hypotheses* 67, no. 3 (2006): pp. 566-71, doi.org/10.1016/j.mehy.2006.02.042; Marc A. Russo, Danielle M. Santarelli, and Dean O'Rourke, "The Physiological Effects of Slow Breathing in the Healthy Human," *Breathe* 13, no. 4 (2017): pp. 298-309, doi.org/10.1183/20734735.009817; Bruno Bordoni et al., "The Influence of Breathing on the Central Nervous System," *Cureus* (January 2018), doi.org/10.7759/cureus.2724.

2. Elke Vlemincx et al., "Respiratory Variability Preceding and Following Sighs: A Resetter Hypothesis," *Biological Psychology* 84, no. 1 (2010): pp. 82-87, doi.org/10.1016/j.biopsycho.2009.09.002; Elke Vlemincx, Ilse Van Diest, and Omer Van den Bergh, "A Sigh Following Sustained Attention and Mental Stress: Effects on Respiratory Variability," *Physiology & Behavior* 107, no. 1 (2012): pp. 1-6, doi.org/10.1016/j.physbeh.2012.05.013; Evgeny G. Vaschillo et al., "The Effects of Sighing on the Cardiovascular System," *Biological Psychology* 106 (2015): pp. 86-95, doi.org/10.1016/j.biopsycho.2015.02.007.

3. India Morrison, Line S. Loken, and Hakan Olausson, "The Skin as a Social Organ," *Experimental Brain Research* 204, no. 3 (2009): pp. 305-14, doi.org/10.1007/s00221-009-2007-y; Mari-

ana von Mohr, Louise P. Kirsch, and Aikaterini Fotopoulou, "The Soothing Function of Touch: Affective Touch Reduces Feelings of Social Exclusion," *Scientific Reports* 7, no. 1 (2017), doi.org/10.1038/s41598-017-13355-7; Evan L. Ardiel and Catharine H. Rankin, "The Importance of Touch in Development," *Paediatrics & Child Health* 15, no. 3 (2010): pp. 153-56, doi.org/10.1093/pch/15.3.153; Tiffany Field, "Touch for Socioemotional and Physical Well-Being: A Review," *Developmental Review* 30, no. 4 (2010): pp. 367-83, doi.org/10.1016/j.dr.2011.01.001; Chigusa Yachi, Taichi Hitomi, and Hajime Yamaguchi, "Two Experiments on the Psychological and Physiological Effects of Touching — Effect of Touching on the HPA Axis-Related Parts of the Body on Both Healthy and Traumatized Experiment Participants," *Behavioral Sciences* 8, no. 10 (2018): p. 95, doi.org/10.3390/bs8100095.

4. B. Spitzer and F. Blankenburg, "Stimulus-Dependent EEG Activity Reflects Internal Updating of Tactile Working Memory in Humans," *Proceedings of the National Academy of Sciences* 108, no. 20 (February 2011): pp. 8444-9, doi.org/10.1073/pnas.1104189108; Charite - Universitatsmedizin Berlin, ed., "How a Person Remembers a Touch," ScienceDaily (2011), sciencedaily.com/releases/2011/05/110510101048.htm.

第九章　重寫故事

1. Muriel A. Hagenaars, Rahele Mesbah, and Henk Cremers, "Mental Imagery Affects Subsequent Automatic Defense Responses," *Frontiers in Psychiatry* 6 (March 2015), doi.org/10.3389/fpsyt.2015.00073.

第十章　自我超越的經驗

1. Paul K. Piff et al., "Awe, the Small Self, and Prosocial Behavior," *Journal of Personality and Social Psychology* 108, no. 6 (2015): pp. 883-99, doi.org/10.1037/pspi0000018; Sara B. Algoe and Jonathan Haidt, "Witnessing Excellence in Action: The 'Other-Praising' Emotions of Elevation, Gratitude, and Admiration," *Journal of Positive Psychology* 4, no. 2 (2009): pp. 105-27, doi.org/10.1080/17439760802650519; David Bryce Yaden et al., "The Varieties of Self-Transcendent Experience," *Review of General Psychology* 21, no. 2 (2017): pp. 143-60, doi.org/10.1037/gpr0000102; Dacher Keltner and Jonathan Haidt, "Approaching Awe, a Moral, Spiritual, and Aesthetic Emotion," *Cognition and Emotion* 17, no. 2 (2003): pp. 297-314, doi.org/10.1080/02699930302297.

2. Robert A. Emmons and Robin Stern, "Gratitude as a Psychotherapeutic Intervention," *Journal of Clinical Psychology* 69, no. 8 (2013): pp. 846-55, doi.org/10.1002/jclp.22020.
3. Walter T. Piper, Laura R. Saslow, and Sarina R. Saturn, "Autonomic and Prefrontal Events during Moral Elevation," *Biological Psychology* 108 (2015): pp. 51-55, doi.org/10.1016/j.biopsycho.2015.03.004.
4. Adam Maxwell Sparks, Daniel M. T. Fessler, and Colin Holbrook, "Elevation, an Emotion for Prosocial Contagion, Is Experienced More Strongly by Those with Greater Expectations of the Cooperativeness of Others," *PLOS ONE* 14, no. 12 (April 2019), doi.org/10.1371/journal.pone.0226071.
5. James N. Kirby et al., "The Current and Future Role of Heart Rate Variability for Assessing and Training Compassion," *Frontiers in Public Health* 5 March 2017), doi.org/10.3389/fpubh.2017.00040.
6. Jennifer L. Goetz, Dacher Keltner, and Emiliana Simon-Thomas, "Compassion: An Evolutionary Analysis and Empirical Review," *Psychological Bulletin* 136, no. 3 (2010): pp. 351-74, doi.org/10.1037/a0018807; Jennifer E. Stellar et al., "Affective and Physiological Responses to the Suffering of Others: Compassion and Vagal Activity," *Journal of Personality and Social*

Psychology 108, no. 4 (2015): pp. 572-85, doi.org/10.1037/pspi0000010; Peggy A. Hannon et al., "The Soothing Effects of Forgiveness on Victims' and Perpetrators' Blood Pressure," *Personal Relationships* 19, no. 2 (2011): pp. 279-89, doi.org/10.1111/j.1475-6811.2011.01356.x.

7. Charlotte van Oyen Witvliet, Thomas E. Ludwig, and Kelly L. Vander Laan, "Granting Forgiveness or Harboring Grudges: Implications for Emotion, Physiology, and Health," *Psychological Science* 12, no. 2 (2001): pp. 117-23, doi.org/10.1111/1467-9280.00320.

8. Loren Toussaint et al., "Effects of Lifetime Stress Exposure on Mental and Physical Health in Young Adulthood: How Stress Degrades and Forgiveness Protects Health," *Journal of Health Psychology* 21, no. 6 (2014): pp. 1004-14, doi.org/10.1177/1359105314544132; Everett L. Worthington, Jr. and Michael Scherer, "Forgiveness Is an Emotion-Focused Coping Strategy That Can Reduce Health Risks and Promote Health Resilience: Theory, Review, and Hypotheses," *Psychology & Health* 19, no. 3 (2004): pp. 385-405, doi.org/10.1080/0887044042000196674; Kathleen A. Lawler et al., "A Change of Heart: Cardiovascular Correlates of Forgiveness in Response to Interpersonal Conflict," *Journal of Behavioral Medicine* 26, no. 5 (2003): pp. 373-93, doi.org/10.1023/a:1025771716686.

第十二章　創造小圈圈

1. Valentina Lagomarsino, "Exploring the Underground Network of Trees — The Nervous System of the Forest," May 6, 2019, sitn.hms.harvard.edu/flash/2019/exploring-the-underground-network-of-trees-the-nervous-system-of-the-forest/.
2. Diane Toomey, "Exploring How and Why Trees 'Talk' to Each Other," Yale Environment 360 (website), 2016.

結論

1. G. M. Slavich and S. W. Cole, "The Emerging Field of Human Social Gen

Note

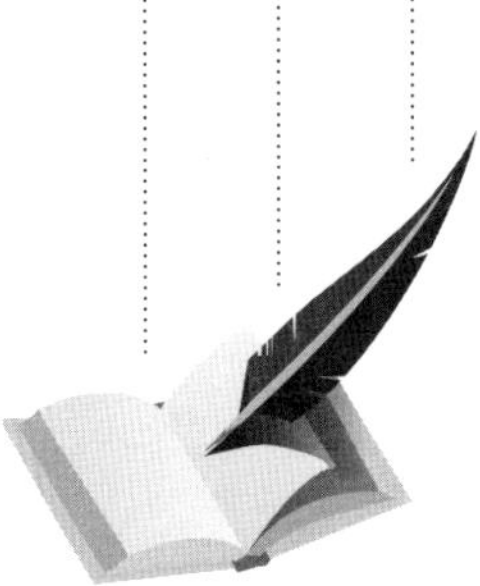

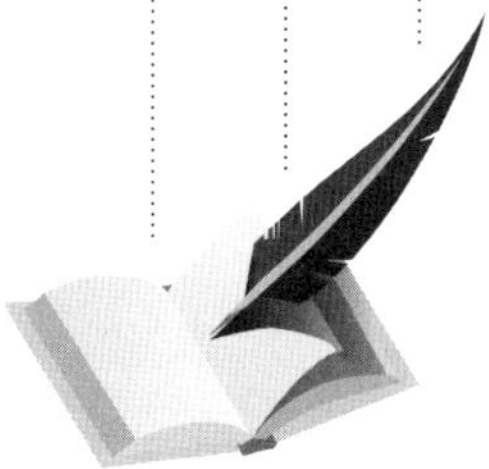

國家圖書館出版品預行編目（CIP）資料

柔性塑造：用多重迷走神經，與創傷、焦慮和解／
黛比・黛娜（Deb Dana）作；洪立蓁譯. -- 初版.
-- 新北市：世茂出版有限公司，2023.04
面；　公分. --（心靈叢書；13）
譯自：Anchored : how to befriend your nervous
system using polyvagal theory
ISBN 978-626-7172-30-8（平裝）

1. CST: 自主神經系統疾病　2.CST: 心理治療

415.943　　112001851

心靈叢書 13

柔性塑造：用多重迷走神經，與創傷、焦慮和解

作　　者／黛比・黛娜（Deb Dana）
譯　　者／洪立蓁
主　　編／楊鈺儀
責任編輯／陳怡君
封面設計／林芷伊
出 版 者／世茂出版有限公司
地　　址／（231）新北市新店區民生路 19 號 5 樓
電　　話／（02）2218-3277
傳　　真／（02）2218-3239（訂書專線）
劃撥帳號／ 19911841
戶　　名／世茂出版有限公司　單次郵購總金額未滿 500 元（含），請加 80 元掛號費費
世茂官網／ www.coolbooks.com.tw
排版製版／辰皓國際出版製作有限公司
印　　刷／世和彩色印刷股份有限公司
初版一刷／ 2023 年 4 月

I S B N ／ 978-626-7172-30-8
EISBN ／ 9786267172346（PDF）9786267172353（EPUB）
定　　價／ 320 元